Experimentelle Medizin, Pathologie und Klinik

Band 35

Herausgegeben von

F. Leuthardt · R. Schoen · H. Schwiegk · H. U. Zollinger

K. Kochsiek, D. Larbig, D. Harmjanz

Die hypertrophische obstruktive Kardiomyopathie

Mit 40 Abbildungen

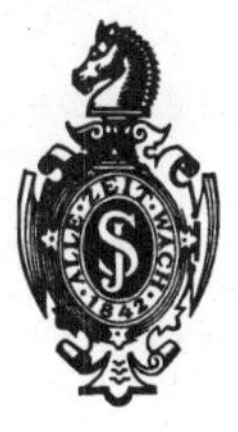

Springer-Verlag Berlin · Heidelberg · New York 1971

Professor Dr. K. Kochsiek, Dr. D. Larbig
Medizinische Klinik und Poliklinik der Universität 3400 Göttingen, Humboldtallee 1
Privatdozent Dr. D. Harmjanz
Medizinische Hochschule, Oststadtkrankenhaus, 3000 Hannover, Podbielskistraße

ISBN-13:978-3-642-65228-8   e-ISBN-13:978-3-642-65227-1
DOI: 10.1007/978-3-642-65227-1

Vorwort

Die hypertrophische obstruktive Kardiomyopathie (h. o. K.), zuerst 1907 anhand zweier Sektionsprotokolle von SCHMINCKE als „diffuse Hyperplasie des linken Ventrikels, besonders im Bereich des Ausflußtraktes" beschrieben, 1910 durch BERNHEIM mit einigen weiteren Fällen ergänzt, geriet bis 1952 in Vergessenheit, als DAVIES über eine Familie mit mehreren Todesfällen berichtete. Aber erst 1957 gab Sir RUSSEL BROCK die erste detaillierte Beschreibung des Krankheitsbildes. Seither ist ein ausgedehntes Schrifttum über diesen Krankheitsbegriff unter stark wechselnden Bezeichnungen entstanden und eine Zahl von einigen hundert einschlägigen Fällen mitgeteilt worden. In der vorliegenden Monographie wird diese Zahl um 47 Patienten vermehrt, welche nach dem neuesten Stand kardiologischer Untersuchungsmethoden identifiziert und über längere Zeit klinisch und ambulant beobachtet und behandelt wurden. Diese kritische Studie wird durch instruktive Abbildungen und Tabellen nach jeder Richtung hin dokumentiert.

Die h. o. K. fand sich in jahrelang konstantem Durchschnitt von ca. 2⁰/₀ aller Herzkatheterisierungen. Das Krankheitsbild ist außerordentlich variabel. Es gibt sichere angeborene wie erst im späteren Leben auftretende Fälle. Die Genese ist ungeklärt. Langfristige Beobachtungen lassen eine Progredienz und Verkürzung der Lebenserwartung erkennen, also Grund genug, sich mit diesem Leiden eingehend zu beschäftigen. Der Begriff der „idiopathischen hypertrophischen Subaortenstenose" trifft nur einen, allerdings wichtigen Teilaspekt. Die genaue Diagnostik erfordert kardiologische Spezialmethoden. Das klinische Bild mit Dyspnoe, Herzklopfen, Schwindel, Synkopen und Angina pectoris ist vieldeutig. Von der einfachen Herzhypertrophie läßt sich die h. o. K. deutlich abgrenzen, vor allem in Lokalisation und histologischem Bild. Offenbar ist die sympathische Stimulation in besonderer Weise mit dem Krankheitsgeschehen verbunden. Da die Veränderungen im gesamten Myokard vorhanden sind, meist mit besonderer Beteiligung des Ventrikelseptums und der Ausflußbahn des linken Ventrikels, muß die h. o. K. in ihren verschiedenen Erscheinungsformen als nosologische Einheit betrachtet werden, obwohl ihre hämodynamischen Folgen variieren. Weil eine Obstruktion der Ausflußbahn oder intraventrikulär nicht obligatorisch ist, wäre eine umfassende Bezeichnung wie „irregulär hypertrophische Kardiomyopathie" sinnvoll.

Die Monographie ist die Frucht mühevoller systematischer Beobachtungen umfassender Art eines allgemein ärztlich wichtigen Krankheitsgeschehens. Sie spricht in besonderem Maße den Internisten, Pädiater, speziell den Kardiologen, Röntgenologen, Pathologen, in Fällen der Therapie den Chirurgen und nicht zuletzt den Genetiker an. Sie bietet neue und vielseitige hämodynamische Probleme. Es ist den Verfassern zu danken, daß sie diese Problematik klar und kritisch herausgearbeitet haben und bemüht waren, dabei alles entbehrliche Beiwerk zu vermeiden. Denn es handelt sich nicht um eine bloße Rarität, eine neue Form der Herzmißbildung etwa, sondern um eine Form der Myokardhypertrophie von allgemeinem klinischem und pathophysiologischem Interesse.

R. SCHOEN

Inhaltsverzeichnis

I. Definition der Kardiomyopathien und die Sonderstellung der hypertrophischen obstruktiven Kardiomyopathie

Unter Kardiomyopathien verstehen wir eigenständige Erkrankungen des Myokards, die nicht auf coronarbedingte Durchblutungsstörungen zurückgeführt werden können (BRIGDEN, 1957). Diese Myokarderkrankungen können angeboren sein, z. B. familiäre Kardiomegalie, Endomyokardfibrose, Friedreichsche Erkrankung, Gargoylismus, sie können entzündlich bedingt sein, z. B. Virus-, Bakterien- oder Protozoeninfektionen, sie können Folge einer allergischen oder einer Kollagenkrankheit sein, z. B. des rheumatischen Fiebers oder des Lupus erythematodes, sie können im Rahmen einer Stoffwechselerkrankung wie Amyloidose, Hämochromatose oder der von Gierke-schen Krankheit vorkommen, sie können aber auch als Folge einer Ernährungsstörung, z. B. im Rahmen eines chronischen Alkoholismus, eines Vitamin- oder Elektrolytmangels auftreten, oder sie können schließlich durch endokrine Erkrankungen, z. B. eine Akromegalie oder eine Hyperthyreose bedingt sein.

Die folgende Zusammenfassung beschäftigt sich ausschließlich mit einer ätiologisch bisher ungeklärten Kardiomyopathie, die durch eine entweder mehr lokalisierte oder mehr diffus ausgebreitete Hypertrophie des Myokards gekennzeichnet ist.

Die erste Beschreibung dieser Erkrankung stammt von SCHMINCKE im Jahre 1907. Er berichtete über die Autopsie von zwei jungen Frauen, die eine diffuse „Hyperplasie" der Muskelmasse der linksseitigen Ventrikelwand, besonders im Bereich des Ausflußtraktes aufwiesen. SCHMINCKE (1907) vermutete eine angeborene Ursache und wies bereits auf die pathophysiologischen Rückwirkungen dieser Muskelhypertrophie hin. Er nahm an, daß es bei jeder systolischen Kontraktion zu einer funktionellen Einengung des Ausflußtraktes und damit zu einer Entleerungserschwerung des Ventrikels kam, und daß dadurch eine weitere Zunahme der mächtigen Ventrikelhypertrophie hervorgerufen wurde. Unter Berücksichtigung unserer heutigen Kenntnisse über die Hämodynamik dieser Erkrankung ist die klare Beschreibung dieses echten Circulus vitiosus bemerkenswert. Drei Jahre später beschrieb BERNHEIM (1910) einige Fälle mit exzentrischer linksventrikulärer Hypertrophie, bei denen sich das stark hypertrophierte Ventrikelseptum in den rechten Ventrikel vorwölbte, und dadurch zu einer Einengung der rechtsseitigen Ventrikelhöhle führte. Sehr wahrscheinlich hat es sich bei einigen dieser Patienten ebenfalls um Fälle mit einer hypertrophischen Kardiomyopathie gehandelt.

In der Folgezeit ist die Erkrankung in Vergessenheit geraten. Erst 1952 berichtete DAVIES über eine Familie, in der mehrere Mitglieder an einer unklaren Herzkrankheit plötzlich verstarben. Bei einer Anzahl von lebenden Mitgliedern konnte er ein systolisches Geräusch und andere pathologische Befunde erheben, die nach unseren heutigen Kenntnissen mit den Symptomen einer hypertrophischen Kardiomyopathie übereinstimmen.

Es ist interessant, daß ein Patient dieser Familie nach der Injektion eines Asthma-Mittels akut verstarb. Da wir heute wissen, daß positiv inotrop wirkende Substanzen eine Verstärkung der myokardial bedingten Obstruktion bewirken, ist anzunehmen, daß die Injektion eines Adrenalinabkömmlings zu dem plötzlichen Tod des Patienten geführt hat.

Die erste fundierte klinische Beschreibung eines Falles von hypertrophischer Kardiomyopathie stammt von BROCK aus dem Jahr 1957. Ein Jahr später berichtete TEARE eingehend über die pathologisch anatomischen Besonderheiten dieser Erkrankung. Seit dieser Zeit sind von den verschiedensten Autoren eine größere Anzahl von Fällen mitgeteilt worden. Der erste kasuistische Beitrag in der deutschsprachigen Literatur stammt von BEUREN, KONCZ und KOCHSIEK (1961). Die erste zusammenfassende Monographie mit einer detaillierten Beschreibung von 64 eigenen Fällen erschien 1964 von BRAUNWALD et al., HEINRICH gab 1967 eine Literaturübersicht über 190 Fälle, FRANK u. BRAUNWALD berichteten 1968 noch einmal über 126 eigene Fälle.

Die nachfolgende Darstellung gründet sich auf die Untersuchung von 47 eigenen Patienten sowie auf die Mitteilungen im Schrifttum.

Hinsichtlich der Nomenklatur der Erkrankung herrscht z. Z. noch eine große Verwirrung. Im folgenden werden die bisher verwandten Krankheitsbezeichnungen tabellarisch zusammengefaßt.

Funktionelle Obstruktion des li. Ventrikels	(BROCK, 1957)
Asymmetrische Herzhypertrophie	(TEARE, 1958)
Pseudo-Aortenstenose	(BERCU et al., 1958)
Funktionelle Aortenstenose	(MORROW u. BRAUNWALD, 1959)
Funktionelle Subaortenstenose	(BRACHFELD u. GORLIN, 1961)
Obstruktive Kardiomyopathie	(GOODWIN et al., 1960)
Idiopathische hypertrophische Subaortenstenose (IHSS)	(BRAUNWALD et al., 1960)
Muskuläre Subaortenstenose	(BRENT et al., 1960)
Familiäre und hypertrophische Subaortenstenose	(BROCKENBROUGH et al., 1961)
Diffuse subvalvuläre Aortenstenose	(KIRKLIN et al., 1961)
Muskuläre subvalvuläre Aortenstenose	(MENGES et al., 1961)
Hypertrophische obstruktive Kardiomyopathie (h. o. K.)	(COHEN et al., 1964)
Irregulär hypertrophische Kardiomyopathie (i. h. K.)	(HARMJANZ et al., 1966)

Von BRAUNWALD et al. (1964) wurde als wesentlichstes Kennzeichen der Erkrankung eine Obstruktion im Ausflußtrakt des linken Ventrikels herausgestellt, die entweder bereits in Ruhe, oder erst nach Provokation einen Druckgradienten zwischen der linken Ventrikelhöhle und dem Ausflußtrakt bzw. der Aorta bewirkt. Bei dieser vorwiegend die funktionellen Auswirkungen der Erkrankung berücksichtigenden Betrachtungsweise ist es verständlich, daß BRAUNWALD et al. (1963) sogar ausdrücklich Krankheitsbilder abgrenzen, die zwar ebenfalls die Symptome der IHSS aufweisen, bei denen es aber nicht möglich ist, einen Druckgradienten zwischen dem linken Ventrikel und der Aorta nachzuweisen oder zu erzeugen. Sie bezeichnen diese Erkrankung als idiopathische Myokardhypertrophie. Wir glauben nicht, daß zwischen diesen Krankheitsbildern, abgesehen von ihren funktionellen Rückwirkungen, grundsätzliche Unterschiede bestehen, sondern daß es sich lediglich um eine unterschiedliche Lokalisation einer ätiologisch gleichartigen Muskelhypertrophie handelt, und wir haben deshalb die einheitliche Bezeichnung irregulär hypertrophische Kardiomyopathie (i. h. K.) vorgeschlagen, womit auf die irreguläre Anordnung der Muskelhypertrophie hingewiesen wird, die einmal ganz diffus verteilt sein kann, die lokalisiert vorwiegend in der Ausflußbahn angetroffen werden kann, die asymmetrisch nur die freie Wand oder das Septum betreffen kann, die sich aber auch isoliert nur im rechten Ventrikel und auch hier lokalisiert, diffus oder asymmetrisch angeordnet finden kann, worauf auch COHEN et al. (1964) bereits hingewiesen haben. Wir fühlen uns zu dieser nosologisch einheitlichen Auffassung der Erkrankung berechtigt, da pathologisch anatomisch und histologisch in letzter Zeit auch histochemisch und elektronenoptisch keine Unterschiede in der Struktur der hypertrophierten Muskulatur des gesamten Herzens bei der IHSS festgestellt werden konnten (Pearse, 1964). Da die Bezeichnung irregulär hypertrophische Kardiomyopathie (i. h. K.) bisher keinen Eingang in der Literatur gefunden hat, wird im folgenden vorwiegend der Name hypertrophische obstruktive Kardiomyopathie (h. o. K.) verwandt.

Die Verwirrung um die funktionelle Seite dieses Krankheitsbildes wurde noch größer, als CRILEY et al. (1965) nachwiesen, daß nicht immer eine echte Subaortenstenose, also ein Druckgradient zwischen einer proximalen freien Ventrikelhöhle und dem Ausflußtrakt bzw. der Aorta vorzuliegen braucht, sondern daß auch intraventrikuläre Druckdifferenzen durch Abschnürung des druckaufnehmenden Katheters (catheter entrapment) oder Einkeilungen des Katheters infolge maximaler systolischer Einengung der Ventrikelhöhle vorkommen können, ein Phänomen, auf das bereits STEINER et al. (1964), GOODWIN et al. (1960), LOCKHART et al. (1966) sowie COHEN et al. (1964) aufmerksam gemacht hatten (Abb. 28). Diese intraventrikulären Druckdifferenzen konnten auch von HARMJANZ et al. (1967), besonders im Bereich des rechten Ventrikels bestätigt und die maximalen systolischen Ventrikeleinengungen angiokardiographisch nachgewiesen werden. Die bei

1*

diesen Untersuchungen erstmals vorgenommenen und in kurzem zeitlichem Abstand durchgeführten Kontrastdarstellungen des linken und rechten Ventrikels ließen die mächtige Hypertrophie des Ventrikelseptums, aber auch der freien Wand im Bereich der Spitzenregion der Herzkammern deutlich erkennen und führten zum Vorschlag der Bezeichnung irregulär hypertrophische Kardiomyopathie (i. h. K.), da nach unserer jetzigen Kenntnis die idiopathische hypertrophische Subaortenstenose (IHSS) nur eine spezielle Lokalisationsform dieser Erkrankung darstellt, aber keinesfalls das gesamte Bild der irregulär hypertrophischen Kardiomyopathie bzw. hypertrophischen obstruktiven Kardiomyopathie repräsentiert.

II. Pathologische Anatomie

1. Makroskopische Anatomie

Alle Autoren beschreiben als eindrucksvollsten pathologisch-anatomischen Befund die erhebliche Hypertrophie des Ventrikelseptums und der benachbarten Anteile der freien Wand des linken Ventrikels (BROCK, 1957; LIVESAY et al., 1960; BERCU et al., 1958; MENGES et al., 1961; TEARE, 1964; COHEN et al., 1964; STAMPBACH u. SENN, 1962; MOBERG et al., 1962; DAOUD et al., 1961; WALTHER et al., 1960; BRENT et al., 1960; STAMPBACH et al., 1961; HANSEN et al., 1962; NEUFELD et al., 1960). Diese Hypertrophie führt zu einer Erhöhung des Herzgewichtes, das in der Regel über 500 g beträgt. MENGES et al. (1961) berichten über drei Herzen, die 720, 780 und 930 g wogen. Die Herzen von zwei unserer verstorbenen Patienten wogen 480 und 580 g.

Die Hypertrophie entwickelt sich im allgemeinen nach innen, d. h. lumenwärts, so daß die Ventrikelhöhlen erheblich eingeengt sein können und in der Regel deutlich schmaler sind als normal. Dilatierte Ventrikelhöhlen sind bei der h. o. K. ungewöhnlich.

Am häufigsten ist die Hypertrophie des Myokards asymmetrisch angeordnet, was zur Bezeichnung als asymmetrische Hypertrophie durch TEARE (1958) geführt hat. Und zwar findet sich eine diffuse Hypertrophie des Ventrikelseptums, die in den oberen Anteilen besonders stark ausgeprägt ist und auf die benachbarte Ventrikelwand in Richtung auf das vordere Mitralsegel übergreift (Abb. 1). Dieses Mitralsegel bildet die dorsale Begrenzung der Ausflußbahnobstruktion (siehe Kapitel Angiokardiographie). Durch diese starke mechanische Belastung ist das vordere Mitralklappensegel im allgemeinen auffallend verdickt und weniger gut schwingungsfähig. Oftmals findet man eine erhebliche Hypertrophie der Vorderwand des linken Ventrikels, während die Hinterwand normal stark ausgebildet ist. Gelegentlich kann die Hinterwand sogar dünner als normal sein. In manchen Fällen wölben sich die umschriebenen Hypertrophien der oberen Anteile des Ventrikelseptums und der freien Wand des linken Ventrikels ringförmig in den Ausflußtrakt etwa 1—2 cm unterhalb der Aortenklappe vor (BRENT et al., 1960). Manchmal findet man distal der Obstruktion eine leichte Erweiterung des Ausflußtraktes, so daß eine kleine dritte Herzkammer entsteht (BRENT et al., 1960).

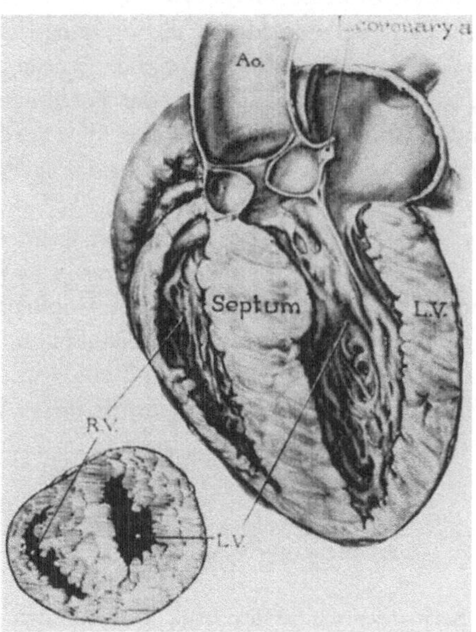

Abb. 1. Längs- und Querschnitt des Herzens bei hypertrophischer obstruktiver Kardiomyopathie. Beachte die lokalisierte Hypertrophie des Kammerseptums, die zu einer Einengung des linken Ausflußtraktes führt. Aus E. BRAUNWALD et al.: Circulation 30, Suppl. IV (1964)

Um die asymmetrische Hypertrophie auch quantitativ zu erfassen, maßen MENGES et al. (1967) die Dicke des Ventrikelseptums 1,5 cm unterhalb der Verbindung des membranösen mit dem muskulären Anteil und verglichen diesen Wert mit der mittleren Dicke der freien Ventrikelwand. Bei drei Patienten mit h. o. K. schwankte das Verhältnis von Septum- zur freien Wanddicke zwischen 1,55 bis 1,76. Bei 20 normalen Herzen betrug das Verhältnis im Mittel 0,45 und bei 50 hypertrophierten Herzen im Mittel 0,98, nur ein Fall überschritt 1,25. Die Autoren sind der Ansicht, daß ein Verhältniswert, der 1,3 übersteigt, das Vorliegen einer h. o. K. beweist.

In einzelnen Fällen ist die Hypertrophie aber auch weitgehend symmetrisch ausgebildet und umfaßt die freie Ventrikelwand, die Spitzenregion und das Septum. In diesen Fällen ist der gesamte Ausflußtrakt konzentrisch eingeengt, so daß man die Obstruktion nicht lokalisieren kann (BROCK, 1957 BERCU et al., 1958; PARÉ et al., 1961; HANSEN et al., 1962).

STAMPBACH u. SENN (1962) beschreiben zwei Patienten, bei denen anomal verlaufende Chordae tendineae vom hinteren medialen Papillarmuskel in das Gebiet der stärksten Hypertrophie im Ventrikelseptum verliefen. Die Autoren vermuten, daß durch diese fehlerhafte Anlage eine primäre Beeinflussung der Ausflußbahnobstruktion hervorgerufen wurde. TEARE (1958) berichtet über einen Fall, bei dem durch die asymmetrische Septumhypertrophie eine Distorsion der Mitralklappe bewirkt wurde, die fischmaulähnlich verformt war, so daß der Patient unter der Fehldiagnose Mitralstenose operiert wurde und verstarb. Eine Verdickung des vorderen Mitralsegels wurde wiederholt beschrieben und stellt einen sehr häufigen Befund dar (PARÉ et al., 1961; STAMPBACH et al., 1962). Bei einem Teil der Fälle bleibt die Hypertrophie nicht auf das linke Herz beschränkt, sondern greift auch auf die freie Wand des rechten Ventrikels über (LIVESAY et al., 1960; DAOUD et al., 1961). Häufiger aber wölbt sich das hypertrophierte Septum in den rechten Ventrikel vor und kann dort eine Ausflußbahnobstruktion verursachen (BRENT et al., 1960). Wahrscheinlich sind zahlreiche Fälle, die früher als Bernheim-Syndrom beschrieben wurden, durch diesen Mechanismus hervorgerufene rechtsseitige Ausflußbahnobstruktionen im Rahmen einer h. o. K. gewesen.

2. Histologie

TEARE (1958) berichtete als erster über eine abnorme Anordnung der stark hypertrophierten Muskelfasern und einen bizarren Verlauf der Muskelbündel, die von deutlich vermehrten und verbreiterten Bindegewebssepten umgeben sind. Diese Veränderungen sind für die h. o. K. so typisch, daß der Erfahrene diese besondere Form der Hypertrophie von der gewöhnlichen Herzhypertrophie infolge mechanischer Überbeanspruchung einwandfrei unterscheiden kann. Von COHEN et al. (1964) wurde nachgewiesen, daß diese typischen histologischen Veränderungen nicht nur den Bereich der linksseitigen Ausflußbahnobstruktion betreffen, sondern auch in allen anderen Herzabschnitten nachweisbar sind. Diese Beobachtung ist bedeutsam, da sie anzeigt, daß es sich bei der h. o. K. nicht um eine umschriebene Läsion der Herzmuskulatur handelt, sondern daß der gesamte Herzmuskel strukturell verändert ist. Dies erklärt auch die veränderte Funktionsweise des gesamten Herzens bei dieser Erkrankung (siehe Kapitel Hämodynamik).

Anhand von Gewebsmaterial aus dem Ausflußtrakt des linken Ventrikels von vier Patienten, das intraoperativ gewonnen wurde, beschrieb PEARSE (1964) sehr detailliert die histologischen Veränderungen, die in allen vier Fällen eine vollständige Übereinstimmung zeigten. Die Dicke der Muskelfasern betrug durchschnittlich 25 μ (maximal 50—60 μ); Normalwert 5—12 μ. Die Muskelfasern erschienen trotz regelrechter Färbung blaß und in ihrem Verlauf waren große „mottenzerfressene" Bereiche sichtbar. An jedem Ende der ovalen Zellkerne waren Hohl- oder Zwischenräume zu erkennen, die Mitochondrien, Pigment und Granula enthielten.

Die Capillaren erschienen relativ weit und waren vermehrt, auch die Arteriolen waren sehr zahlreich und hatten weite Lumina.

In zwei Fällen konnten ungewöhnlich große Nervenbündel gesehen werden. Diese Fälle zeigten auch eine Vermehrung und Vergrößerung der Nervenfibrillen.

Der elastische Anteil im Bindegewebe war beträchtlich vermehrt. PEARSE (1964) schreibt in diesem Zusammenhang von einer Elastosis.

3. Histochemie

Von PEARSE (1964) wurden histochemische Untersuchungen an intraoperativ gewonnenem Material aus dem Ausflußtrakt des linken Ventrikels von 5 Patienten mitgeteilt. 1971 berichteten VAN NOORDEN und PEARSE erneut über Ergebnisse von Untersuchungen an Myocardgewebe von 16 weiteren Patienten. Diese Ergebnisse wurden mit den Befunden von 38 Patienten, die an einer schweren Myocardhypertrophie anderer Genese litten, verglichen. Dabei konnten einige wichtige Angaben aus der Studie von 1964, in der für die h. o. K. spezifische Veränderungen beschrieben wurden, nicht bestätigt werden.

Muskelfasern: Der auffälligste Befund ist die beträchtlich vermehrte Aktivität der mitochondrialen Enzyme des oxydativen Stoffwechsels. Vergleiche mit Kontrollfällen, die eine weniger starke Hypertrophie aufwiesen, zeigten zwar anfänglich eine ganz ungewöhnliche Vermehrung von Mitochondrien, bei sehr starker sekundärer Hypertrophie war jedoch kein Unterschied mehr nachweisbar.

Die Reaktionen auf Myosin-ATP-ase zeigten eine mäßige Abnahme der Aktivität an. Anhaltspunkte für eine diffuse Proteolyse fehlten, die Leucin-Amino-Peptidase-Reaktion war ebenso wie bei den Kontrollfällen negativ. Auch die Succinat-Dehydrogenase als Indicator für den Funktionszustand der Mitochondrien zeigte, daß es sich in der Mehrzahl um normal reagierende Mitochondrien handelte.

In der Umgebung der Zellkerne konnte eine enorme Vermehrung von Glykogen nachgewiesen werden, dagegen bestand kein Anstieg der Ribonucleinsäure (RNS). Bei den Kontrollfällen fanden sich nur vereinzelt Anhäufungen von Glykogen des gleichen Ausmaßes. Obwohl dieser Befund recht zuverlässig ist, kann er nicht als spezifisch für die h. o. K. angesehen werden, da 2 Enzyme des Glykogenstoffwechsels, nämlich die Glykogensynthetase und -Phosphorylase bei den Kontrollfällen ähnliche Aktivitäten zeigten. Wegen des hohen Glykogengehaltes hatte PEARSE 1964 vermutet, daß die Struktur der Muskelfasern bei der h. o. K. Ähnlichkeiten mit dem Erregungsleitungssystem aufwies.

Es konnte jedoch gezeigt werden, daß auch eine erhebliche Vermehrung der Aktivität der Phosphorylasen vorhanden war, und zwar hauptsächlich der Phosphorylase b. Auch die Aktivität der Monoaminooxidase (MAO) wurde beträchtlich vermehrt gefunden.

Da die MAO ein mitochondriales Enzym ist, ist ihre Vermehrung eine Folge der oben beschriebenen allgemeinen Zunahme der Mitochondrien und damit nicht spezifisch für die h. o. K. Die Acetylcholinesterasen, die im Erregungsleitungssystem in hohen Konzentrationen vorhanden sind, waren bei der h. o. K. aber auch bei den Kontrollfällen in den Muskelfasern nicht nachweisbar. Dieser Befund spricht sehr stark gegen die spekulative Ansicht, daß eine gewisse Ähnlichkeit der Muskelfasern der h. o. K. mit dem normalen Erregungsleitungssystem besteht, wie dies aufgrund des hohen Glykogengehaltes hätte angenommen werden können.

Der Nachweis von saurer Phosphatase gilt histochemisch als ein indirektes Merkmal für die Lysosomen. Dieses Enzym wird bei der h. o. K. beträchtlich vermehrt gefunden, und zwar vorwiegend in den Muskelfasern, geringfügig auch im Bindegewebe, aber die gleich stark hypertrophierten Kontrollfälle zeigten ein ähnliches Verhalten.

Nervengewebe: Auf der Basis einer Silberfärbung und der mit Formaldehyd induzierten Fluoreszenztechnik zum Nachweis von Noradenalin wurde in der Studie von PEARSE (1964) vermutet, daß die Zahl der sympathischen Nervenfasern (Sympathosis) und der Gehalt von Katecholaminen (Noradrenosis) bei der h. o. K. stark vermehrt sei. In der Zwischenzeit wurde jedoch nachgewiesen, daß Bindegewebe eine Autofluoreszenz bei einem ähnlichen Emissionsspektrum aufweist, wie Noradrenalin. Da die vermehrte Fibrose ein besonderes Merkmal der h. o. K. darstellt, ist es nicht überraschend, daß diese vermehrte Autofluoreszenz vorhanden war. Sie ist aber nicht auf einen erhöhten Gehalt an sympathischen Nervenfasern (Sympathosis) oder Katecholaminen (Noradrenosis) zurückzuführen (VAN NOORDEN und PEARSE, 1971), wie dies von PEARSE 1964 vermutet wurde.

4. Elektronenmikroskopie

Muskelfasern: Messungen der mittleren Sarkomerenlänge ergaben Werte zwischen 1,3 bis 1,5 μ, was mit dem Normalwert von 1,4 μ übereinstimmt. Die mittlere Breite der Myofibrillenbanden, d. h. der Abstand zwischen den Mitochondrien betrug 1,35 μ (Normalwert 0,2 bis 1,0 μ). In manchen Fällen wurden mehr als 2,0 μ gemessen. Die mittlere Länge der Fibrillen betrug 10 μ, in einem Fall 15 μ, sie war damit gegenüber dem Normalwert von

100 bis 200 μ erheblich reduziert. Der augenfälligste Eindruck bei der elektronenmikroskopischen Untersuchung von Material der h. o. K. war die Verdrängung der hypertrophierten Myofibrillen durch die enorm vermehrten Mitochondrien. Diese Mitochondrien waren häufig so dicht gelagert, daß ihre gegenseitige Begrenzung nicht zu unterscheiden war. Die mittlere Länge der Mitochondrien betrug bei der h. o. K. 0,5 μ. Im allgemeinen war keine merkbare Differenz in der Struktur der Mitochondrien vorhanden, in manchen Regionen war aber eine Abnahme der Dichte und eine abnorme Architektur der Cristae auffallend.

Die A-Streifen, besonders aber die H-Streifen waren in den Myofibrillen der h. o. K. oftmals nur undeutlich zu erkennen. Dagegen waren die Z-Streifen gewöhnlich gut sichtbar, sie waren oftmals noch vorhanden, wenn die zugehörigen Myofibrillen nicht mehr nachweisbar waren. Die gleiche Beobachtung kann gelegentlich auch bei der normalen Vorhofmuskulatur gemacht werden, jedoch niemals im normalen Ventrikelmyokard.

Sarkoplasma: Auf Schnitten von normalen Herzmuskeln ist das sarkotubuläre System immer deutlich zu differenzieren. Die Bläschen sind meist leicht im Sarkoplasma zu erkennen und liegen zwischen den Z-Streifen zweier benachbarter Myofibrillen. In den kardiomyopathischen Muskeln sind gewöhnlich eine größere Anzahl von Bläschen zwischen den Fibrillen zu erkennen, ihnen fehlt aber die klare Beziehung zu den Z-Streifen und im Gegensatz zu dem sehr feinen und klaren Inhalt der normalen Bläschen enthalten sie dichte Granula und netzartiges Material.

Zellkern: Die Kernmembran bei der h. o. K. ist oftmals unregelmäßig gezackt, während die Struktur der Membran und das Kernplasma normal erscheinen. Die perinukleären Zwischenräume sind bei der h. o. K. größer und sie scheinen keine freien Organellen oder Myofibrillen zu enthalten. Diese Strukturen ähneln sehr den Anordnungen, wie man sie in den normalen Fasern des Sinusknotens antrifft.

Zusammengefaßt finden sich im mikroskopischen und submikroskopischen Bereich kombiniert mit histochemischen Untersuchungen die folgenden wichtigen Befunde.

1. Diffuse, ungleichmäßig verteilte enorm hypertrophische Muskelfasern mit ungewöhnlich hohem Glykogengehalt und sehr starker Vermehrung der Mitochondrien.

2. Anomal kurze Myofibrillen.

3. Proliferation des Bindegewebes (Fibrose und Elastose) verbunden mit einer funktionellen Hyperplasie der Arteriolen und Capillaren.

Zusammengefaßt sind alle beschriebenen Veränderungen aber sekundärer, reaktiver Natur als Folge der enormen Hypertrophie. Es handelt sich um unspezifische Veränderungen. Ein für die h. o. K. pathognomonischer diagnostisch verwertbarer histochemischer oder elektronenoptischer Befund war nicht zu erheben. Die von PEARSE 1964 aufgestellten Charakteristika der Mitochondriosis, Elastosis, Sympathosis und Noradrenosis konnte somit anhand eines größeren Krankengutes und vor allem im Vergleich mit Herzmuskelhypertrophie gleichen Ausmaßes aber anderer Genese nicht bestätigt werden.

III. Eigenes Krankengut

Unter unseren 47 Patienten fanden sich 33 Männer (70%) und 14 Frauen (30%) im Alter von 14 bis 50 Jahren mit einem Altersdurchschnitt von 30,4 Jahren. 33 Patienten waren nach der Einteilung der New York Heart Association dem klinischen Schweregrad II, 9 Patienten dem Schweregrad III und 2 Patienten dem Schweregrad IV zuzuordnen; 3 Patienten waren asymptomatisch (Schweregrad I). In unserem Krankengut ergab sich eine Abhängigkeit des klinischen Schweregrades vom Alter der Patienten; mit steigendem Lebensalter nahm der klinische Schweregrad zu. Das mittlere Lebensalter der Patienten mit dem klinischen Schweregrad I betrug zum Zeitpunkt der Herzkatheteruntersuchung 30 Jahre, mit dem Schweregrad II 32 Jahre; die Patienten aus der Gruppe mit dem Schweregrad III waren im Durchschnitt 35,4 Jahre alt, die 2 Patienten mit dem Schweregrad IV waren 36 und 44 Jahre alt.

Der ventrikulo-arterielle Druckgradient war bei den Patienten, die älter als 30 Jahre waren, höher ($65,95 \pm 12,13$ mm Hg) als bei den jüngeren Patienten unter 30 Jahren ($39,50 \pm 9,47$ mm Hg; $p < 0,05$). Das mittlere Lebensalter von Männern und Frauen war nahezu identisch (30,7 gegenüber 29,3 Jahre). Die männlichen Patienten hatten stärkere Beschwerden als die Frauen. 27% der Männer waren dem klinischen Schweregrad III und IV zuzuordnen, während nur 14% der Frauen ein Beschwerdebild aufwiesen, das sie als Schweregrad III klassifizierte. Hinsichtlich des ventrikulo-arteriellen Druckgradienten ergaben sich zwischen den beiden Gruppen keine signifikanten Unterschiede ($58,54 \pm 9,69$ mm Hg gegenüber $40,00 \pm 13,46$ mm Hg; $p < 0,15$). Bei 7 Patienten (17,5%) fand sich eine familiäre Form der Erkrankung. Diese 7 Patienten waren erheblich jünger (25 Jahre) als das Gesamt-Kollektiv. Eine 23jähr. Patientin war asymptomatisch, die übrigen 6 Patienten hatten nur geringe Beschwerden (Schweregrad II). Der ventrikulo-arterielle Druckgradient variierte sowohl bei der familiären ($53,57 \pm 25,23$ mm Hg) als auch bei der sporadischen Form ($54,51 \pm 8,48$ mm Hg) erheblich. Die Minima und Maxima in den beiden Gruppen betrugen 0 bis 190 mm Hg, bzw. 0 bis 185 mm Hg. Ein signifikanter Unterschied ließ sich zwischen den beiden Kollektiven nicht feststellen.

Die Diagnose wurde bei sämtlichen Patienten durch Herzkatheteruntersuchung gesichert. Bei 34 Patienten wurden neben intrakardialen Druckmessungen angiokardiographische Untersuchungen vorgenommen und zwar

22mal mit Kontrastmittelinjektion in den rechten und linken Ventrikel und 12mal mit alleiniger Injektion in den linken Ventrikel.

Bei 10 Patienten wurde angiokardiographisch eine zusätzliche Mitralinsuffizienz nachgewiesen (Abb. 15, 16, 17, 21), zweimal bestand lediglich der Verdacht auf eine zusätzliche Mitralinsuffizienz. Von den 47 Patienten wiesen 7 eine isolierte Obstruktion des linken Ausflußtraktes auf, dreimal wurde lediglich im rechten Ausflußtrakt ein systolischer Druckgradient gemessen. 10 Patienten zeigten eine Obstruktion des Ausflußtraktes beider Ventrikel. In 9 weiteren Fällen wurde sowohl ein systolischer Druckgradient im rechten und linken Ausflußtrakt als auch eine intraventrikuläre Druckdifferenz in der Spitze des rechten Ventrikels gemessen („catheter entrapment", CRILEY et al., 1965).

2 Patienten hatten eine systolische Druckdifferenz sowohl in der Spitze (catheter entrapment) als auch einen Druckgradienten im Ausflußtrakt beider Ventrikel. Bei 3 Patienten fand sich ein systolischer Druckgradient im linken Ausflußtrakt und eine Druckdifferenz in beiden Ventrikelspitzen (catheter entrapment), bei 4 Patienten ein Gradient im linken Ausflußtrakt und eine Druckdifferenz in der re. Ventrikelspitze (catheter entrapment). Bei einem Patienten war eine Druckdifferenz in beiden Ventrikelspitzen (catheter entrapment) und ein Druckgradient im Ausflußtrakt des linken Ventrikels nachweisbar. In einem Fall wurde isoliert in der rechten Ventrikelspitze eine Druckdifferenz gemessen.

Bei 4 Patienten konnte aus technischen Gründen ein ventriculo-arterieller Gradient nicht gemessen werden; in drei Fällen ließ sich in den Ventrikelhöhlen kein Druckunterschied feststellen. Der höchste Druckgradient im Ausflußtrakt des linken Ventrikels betrug bei einem 22jähr. Patienten 190 mm Hg; im rechten Ausflußtrakt wurde ein maximaler Gradient von 40 mm Hg gemessen (19jähr. Patient). Der höchste Druckunterschied im Bereich der Ventrikelspitzen betrug bei einer 43jähr. Patientin 150 mm Hg.

8 Patienten wurden wegen klinischer Verschlechterung operiert (Operateur: Prof. Dr. med. J. KONCZ, Klinik für Herz-, Gefäß- und Thoraxchirurgie der Universität Göttingen), 4 davon mit gutem Erfolg. Ein Patient zeigte zunächst nur eine geringe Besserung, sprach jedoch dann auf eine medikamentöse Therapie mit β-Receptoren-Blockern gut an; 2 Patienten verstarben unmittelbar nach der Operation (Herzrhythmusstörung, Nierenversagen). Eine weitere Patientin mit nur geringer postoperativer Besserung verstarb 1 Jahr nach der Operation in den USA.

Ein Herzfehler war bei unseren 47 Patienten im Durchschnitt seit ca. 9 Jahren (1—42 Jahren) bekannt. Das Durchschnittsalter bei der ersten Feststellung des Herzfehlers betrug demnach 22 Jahre, es schwankte zwischen dem 4. und 43. Lebensjahr. 3 Patienten hatten weder in der Anamnese, noch zum Zeitpunkt der Untersuchung irgendwelche Beschwerden (Schweregrad I). Einer dieser Patienten war 43 Jahre alt und hatte kurze

Zeit vor der Untersuchung das goldene Sportabzeichen erworben. Die übrigen Patienten hatten seit wenigen Monaten bis zu 40 Jahren im Durchschnitt seit 7¹/₂ Jahren Herzbeschwerden. Die ersten Herzbeschwerden traten bei einer Patientin im 6. Lebensjahr auf, bei einer anderen Patientin erst im 47. Lebensjahr. Das Durchschnittsalter bei der ersten Manifestation der Herzbeschwerden und die Erstfeststellung eines Herzfehlers variierten sehr erheblich. In der ersten Lebensdekade wurde bereits bei 9 Patienten ein systolisches Geräusch festgestellt und ein Herzfehler diagnostiziert, aber nur eine dieser Patientinnen hatte bereits im 6. Lebensjahr subjektive Beschwerden. Die Häufigkeit der subjektiven Beschwerden ist in Abb. 2 zusammen-

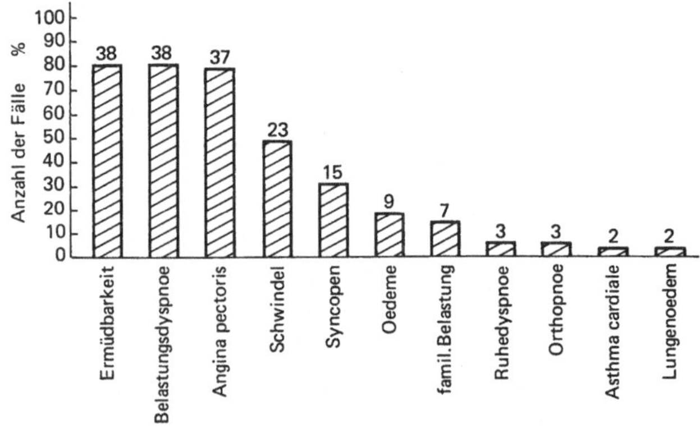

Abb. 2. Absolute und relative Häufigkeit der subjektiven Beschwerden unserer 47 Patienten

gefaßt. Hieraus ist ersichtlich, daß die Dyspnoe und die leichte Ermüdbarkeit die häufigsten Symptome der h. o. K. sind. Dies stimmt mit den Angaben von BRAUNWALD et al. (1964) überein. Im Gegensatz zu dem Kollektiv von BRAUNWALD et al. (1964) klagten unsere Patienten auffallend häufig über Angina pectoris, während Asthma-cardiale-Anfälle ausgesprochen selten angegeben wurden. Im großen und ganzen entsprechen die subjektiven Symptome der h. o. K. dem Beschwerdebild der valvulären Aortenstenose. Ebenso wie BRAUNWALD et al. (1964) können wir die Angaben von JOLY (1962), WOOD et al. (1962) sowie SOULIÉ et al. (1962) nicht bestätigen, wonach die Zeichen einer Rechtsherzhypertrophie bei der h. o. K. ungewöhnlich seien. 8 unserer Patienten wiesen in der Anamnese oder bei der Untersuchung periphere Ödeme und eine Hepatomegalie auf. 2 weitere Patienten entwickelten später unter der Behandlung mit β-Receptoren-Blockern die Zeichen der Rechtsherzinsuffizienz. Über das Symptom der Rechtsherzinsuffizienz wird auch von MENGES et al. (1962), HOLLMAN et al. (1960) sowie SERRATTO u. BENVENUTO (1962) berichtet.

Synkopen sind ein relativ häufiges Symptom bei Patienten mit der h. o. K. 30⁰/o unserer Patienten klagten über kurzdauernde Bewußtlosigkeit, der gleiche Prozentsatz wird auch von BRAUNWALD et al. (1964) mitgeteilt, während alle 9 Patienten von STAMPBACH (1962) unter synkopalen Anfällen zu leiden hatten. Die Häufigkeit der Anfälle war nicht nur von Patient zu Patient, sondern auch bei den einzelnen Patienten außerordentlich wechselnd. Einige Patienten berichteten über jahrelange Intervalle, nachdem vorher häufig Synkopen aufgetreten waren.

Bei der valvulären Aortenstenose sind Synkopen im allgemeinen ein Hinweis auf eine sehr schwere Einengung der Ausflußbahn, und sie gelten prognostisch als ein ungünstiges Zeichen. Dies scheint bei der h. o. K. nicht der Fall zu sein. Das Auftreten von Synkopen konnte nicht mit der Größe des in Ruhe gemessenen Druckgradienten korreliert werden. Auch BRAUN-WALD et al. (1964) fanden keine Zusammenhänge zwischen den hämodynamischen Veränderungen und dem Auftreten von Synkopen. Es ist jedoch zu berücksichtigen, daß es sich bei der h. o. K. um funktionelle Obstruktionen handelt, die schon von Herzzyklus zu Herzzyklus unterschiedlich ausgeprägt sein können. In Übereinstimmung mit BRAUNWALD et al. (1964) konnten auch wir bei mehrfachen Katheterisationen derselben Patienten Druckgradienten unterschiedlicher Größe messen. Es ist deshalb denkbar, daß bei Einsetzen von Synkopen die Druckgradienten sehr viel größer sein können, als sie im Ruhezustand gemessen worden sind. Jedoch war bei 2 Patienten von BRAUNWALD et al. (1964) mit h. o. K. kein Druckgradient nachweisbar, obwohl über synkopale Anfälle geklagt wurde und 4 seiner 14 Patienten (28⁰/o) mit einer idiopathischen Myokardhypertrophie klagten ebenfalls über Synkopen. Die Druckgradienten unserer 14 Patienten mit synkopalen Anfällen bewegten sich zwischen 10 und 190 mm Hg. 6 Patienten hatten Druckgradienten über 100 mm Hg, bei den restlichen 8 lagen sie zwischen 10 und 50 mm Hg. Ein Patient mit einem Druckgradienten von 190 mm Hg, der bei der Operation eine massive Hypertrophie des Septums und der freien Wand des linken Ventrikels aufwies, hatte nie Synkopen bemerkt. Ein weiterer Patient mit dem gleichen Druckgradienten war nahezu beschwerdefrei und hatte auch nur mäßiggradige EKG-Veränderungen.

Von den 14 weiblichen Patienten machten insgesamt 7 Patientinnen Schwangerschaften durch, davon 3 Patientinnen je 2 Schwangerschaften und 4 Patientinnen je 1 Schwangerschaft. Eine Patientin entwickelte nach anfänglich komplikationslosem Verlauf in den letzten Wochen der Gravidität eine schwere Links- und Rechtsherzinsuffizienz mit hochgradiger Orthopnoe, schwerer Cyanose und massiven Ödemen. Die Patientin wurde auf vaginalem Wege mit Hilfe der Vakuumextraktion entbunden. Die Herzinsuffizienz bildete sich nach der Entbindung unter Digitalisbehandlung innerhalb weniger Tage zurück. Die Patientin kam erst anschließend in unsere Behandlung. Bei einer anderen Patientin entwickelte sich im 7. Schwangerschaftsmonat Vorhofflimmern. Die Entbindung verlief komplikationslos. Das Herz war jedoch deutlich dilatiert (Abb. 26). Unter Digitalis-Behandlung bildete es sich nach einigen Wochen zur Normgröße zurück. Das Vorhofflimmern konnte durch Chinidin-Medikation beseitigt werden. Eine 2. Schwangerschaft verlief bei dieser Patientin ohne therapeutische Maßnahmen völlig komplikationslos. Von BROWN et al. (1957) wurde über 15 Patientinnen mit einer Kardiomyopathie berichtet, von denen 14 die Symptome der h. o. K. aufwiesen. Auch diese Autoren konnten eine erhöhte Anfälligkeit zu Herzrhythmusstörungen sowie Herzinsuffizienz im letzten Drittel der Schwangerschaft feststellen.

Unsere erste Patientin, bei der wir eine familiäre Form der h. o. K. diagnostizierten, gab in der Anamnese an, bisher ca. 70 „Hirnembolien" durchgemacht zu haben. Wir selbst konnten mehrere solcher Anfälle beobachten. Zuerst entwickelte sich ein sehr starker streng halbseitig lokalisierter Kopfschmerz, anschließend kam es zu einer kompletten Halbseitenlähmung auf der Gegenseite. Diese Lähmung hielt einige Tage an und bildete sich dann ohne jede Behandlung vollständig wieder zurück. Von neurologischer Seite wurde eine Migraine accompagnée diagnostiziert; die Lähmungen wiederholten sich auch noch, nachdem mit gutem hämodynamischem Ergebnis eine operative Korrektur des Vitiums durchgeführt worden war. Die Patientin entwickelte später Vorhofflimmern und verstarb plötzlich während einer Besuchsreise in den USA. Da die Lähmungen auch nach erfolgreicher Korrektur des Herzfehlers auftraten, glauben wir nicht, daß ein Zusammenhang mit dem Vitium besteht. Zur Zeit beobachten wir eine weitere Patientin, die seit einigen Monaten über ähnliche Anfälle klagt, die jedoch weniger stark ausgeprägt sind und sich in kurzdauernden Lähmungen eines Armes äußern, aber ebenfalls mit sehr heftigen Kopfschmerzen der kontralateralen Seite einhergehen. Eine exakte neurologische Diagnose konnte bisher nicht gestellt werden, da die Patientin im Anfall noch nicht untersucht werden konnte. Eine dritte 20jähr. Patientin leidet an einer neurologisch unklaren spinocerebellaren Erkrankung.

Eine subakute bakterielle Endokarditis im Rahmen einer h. o. K. gilt als seltene Komplikation. In unserem Kollektiv konnten wir keinen Fall beobachten. Von BOITEAU u. ALLENSTEIN (1961) wird ein gesicherter Fall, von SOULIÉ (1962) ein fraglicher Fall mitgeteilt. Über einen weiteren gesicherten Fall berichten LINHART et al. (1966). Einer unserer männlichen Patienten im Alter von 40 Jahren entwickelte unter unserer Beobachtung die Symptome eines Lupus erythematodes visceralis mit maximaler BKS-Beschleunigung, Leukopenie und Milztumor. Eine endgültige Sicherung der Diagnose durch immunologische Kriterien gelang bisher nicht. Die operative Korrektur wurde trotzdem mit gutem hämodynamischem Erfolg durchgeführt. Die anfängliche Annahme, daß es sich um eine subakute, bakterielle Endokarditis handeln könnte, konnte nicht bestätigt werden. In dem Kollektiv von FRANK u. BRAUNWALD (1969) fanden sich unter 126 Fällen 3 gesicherte, 1 wahrscheinlicher und 2 weitere mögliche Fälle mit bakterieller Endokarditis. Alle Fälle sprachen gut auf die antibiotische Therapie an. Bei einem Patienten wurde bei einer späteren Operation eine Perforation einer Aortenklappentasche gefunden, bei den anderen Patienten konnte der genaue Sitz der Entzündung nicht lokalisiert werden.

Obwohl Palpitationen ein häufiges Symptom der h. o. K. sind, treten paroxysmale Tachykardien oder anderweitige Rhythmusstörungen relativ selten auf. Einer unserer Patienten klagte lange Zeit über häufig auftretende paroxysmale Tachykardien verbunden mit subjektiv sehr unangenehm empfundenen ventrikulären Extrasystolen, die sich auch nach der erfolgreichen operativen Korrektur des Herzfehlers nicht besserten. Durch eine Therapie mit tägl. 120 mg Propranolol konnte eine vollständige Rückbildung der Rhythmusstörungen erreicht werden. Eine 27jähr. Patientin litt an rezidivierenden Sinustachykardien mit Frequenzanstiegen auf maximal 150/min mit wechselnder a.v. Überleitung (PQ-Zeit maximal 0,40 sec, Abb. 8). Unter der Behandlung mit einem β-Receptoren-Blocker (60 mg Propranolol oral) war die Patientin beschwerdefrei und konnte ihren Beruf als Bankangestellte wieder ausüben, nachdem sie vorher wegen der Rhythmusstörungen über 2 Jahre arbeitsunfähig war. Vereinzelte ventrikuläre oder supraventrikuläre Extrasystolen wurden bei insges. 9 weiteren Patienten festgestellt.

Vorhofflimmern gilt als ein ominöses Zeichen im Verlaufe der h. o. K. Eine unserer oben bereits erwähnten Patientinnen entwickelte einige Monate nach der operativen Korrektur Vorhofflimmern und verstarb dann etwa 1 Jahr später. Eine weitere Patientin entwickelte Vorhofflimmern während einer Gravidität, das sich unter Chinidin-Medikation zurückbildete. Trotz der Seltenheit von Rhythmusstörungen im natürlichen Verlauf der h. o. K. sind in der frühen postoperativen Phase als Folge des Operationstraumas Rhythmusstörungen außerordentlich häufig und sehr gefährlich (siehe unten).

Arterielle Embolien werden bei der h. o. K. kaum einmal beobachtet (1 Fall von LIVESAY et al., 1960).

IV. Physikalische Untersuchungsbefunde

Abweichende Befunde bei der physikalischen Untersuchung betreffen ausschließlich das Herz-Kreislaufsystem. Mitbeteiligungen anderer Organsysteme wurden bei der h. o. K. bisher nicht sicher beobachtet. Eine Zusammenstellung der physikalischen Untersuchungsbefunde unserer eigenen Patienten zeigt die Abb. 3. Entsprechend der massiven linksventrikulären Hypertrophie findet man häufig einen hebenden Spitzenstoß, der bei 30 unserer Patienten (66%) nachweisbar war, in dem Material von Braunwald et al. (1964) sogar bei 82%. Bei genauer Palpation läßt sich häufig sogar ein gedoppelter Spitzenstoß tasten, der durch eine kräftige präsystolische Vorhofkontraktion hervorgerufen wird. Braunwald et al. (1964) fanden dies bei 70% ihrer Patienten. Von Wigle et al. (1962) wird dieses Phänomen als ein besonders wichtiges Diagnostikum bei der h. o. K. herausgestellt.

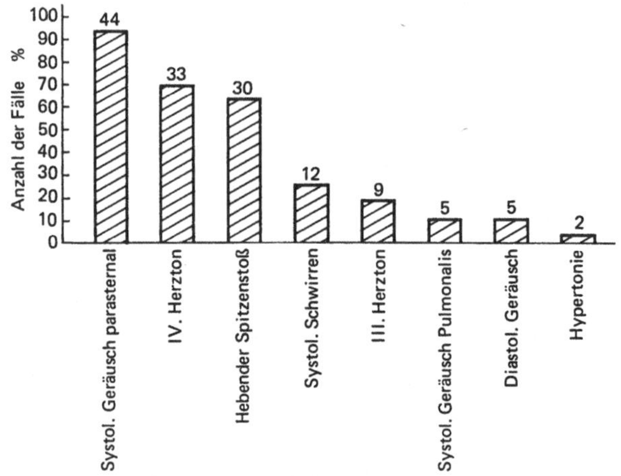

Abb. 3. Relative und absolute Häufigkeit der physikalischen Untersuchungsbefunde unserer 47 Patienten

Ein systolisches Schwirren war bei 15 unserer Patienten (33%) zu palpieren. Frank u. Braunwald (1968) fanden es bei 42% ihrer Fälle (53 von 126), auch von Menges et al. (1961) wird systolisches Schwirren bei der h. o. K. beschrieben. In den meisten Fällen liegt das Maximum des Schwirrens im Bereich des unteren linken Sternalrandes oder im Bereich der Herzspitze, in einzelnen Fällen auch über der Herzbasis links parasternal. Bei dieser Lokalisation liegt zumeist eine stark wirksame Ausflußbahnobstruktion des rechten Ventrikels vor. Im Gegensatz zu den organischen Aortenstenosen ist das Schwirren bei der h. o. K. praktisch nie in die Carotiden fortgeleitet oder in der Jugulargrube tastbar, was allerdings von Menges et al. (1961) beschrieben wird.

In Übereinstimmung mit Frank u. Braunwald (1968) konnten auch wir feststellen, daß das Schwirren mit der Höhe des Druckgradienten korreliert ist. In ihrem Kollektiv betrug der mittlere Druckgradient bei Patienten, die Schwirren aufwiesen, 74,1 ± 5,4 mm Hg gegenüber 40,5 ± 5,1 mm Hg ($p <$ 0,001) bei den Patienten ohne Schwirren. Bei den Patienten mit einer diffus ausgeprägten Form der h. o. K. (siehe unten) ohne Nachweis eines Druckgradienten konnte nur vereinzelt und dann nur in angedeuteter Ausprägung ein Schwirren nachgewiesen werden, auch wenn ein systolisches Geräusch vorhanden war.

Bei 44 unserer Patienten (94%) fand sich ein systolisches Geräusch (Abb. 4, 5, 6 a, 7). Das Maximum dieses Geräusches lag entweder am linken unteren Sternalrand oder im Bereich der Herzspitze. Im Gegensatz zur organischen Aortenstenose war es im 2. ICR rechts deutlich leiser oder gar nicht zu hören, eine Fortleitung in die Carotiden konnte nur ganz vereinzelt festgestellt werden, die Geräuschintensität war dann immer sehr stark abgeschwächt. Bei 13 Patienten (28%) fand sich ein besonders deutlich ausgeprägtes systolisches Geräusch im 2. ICR links parasternal. Alle 13 Patienten wiesen eine Ausflußbahnobstruktion im rechten Ventrikel auf. Das systolische Geräusch ist meistens mittellaut und hat im Gegensatz zur organischen Aortenstenose eher einen weichen Klangcharakter. Das Maximum des Geräusches liegt in der Regel in der späten Systole. Über die zeitliche Anordnung des Geräusches und das Verhalten der Herztöne siehe im Abschnitt Phonokardiographie.

Für die Genese des systolischen Geräusches bieten sich 3 Erklärungen an. Die Ausflußbahnobstruktion verursacht das systolische Geräusch entlang dem linken Sternalrand, was von SOULIÉ et al. (1962) mit Hilfe der intrakardialen Phonokardiographie nachgewiesen wurde. Das häufige Zusammentreffen einer h. o. K. mit einer Mitralinsuffizienz (siehe unten) erklärt das systolische Geräusch über der Herzspitze mit Fortleitung in die Axilla. Dieses Geräusch entspricht aber nie dem bekannten bandförmigen holosystolischen Geräusch der Mitralinsuffizienz infolge Mitralklappenläsion. Das systolische Geräusch der h. o. K. mit Mitralinsuffizienz ist auch über der Spitze vom 1. Ton abgesetzt, hat die typische mittel- bis spätsystolische Spindelform und endet in der Regel vor dem 2. Herzton. Hierdurch unterscheidet sich das Geräusch deutlich von dem Auskultationsbefund der organischen Mitralinsuffizienz und weist damit auf den anders gearteten Entstehungsmechanismus dieser Schlußunfähigkeit der Mitralklappe hin (siehe unten). Beim Vorliegen einer rechtsseitigen Ausflußbahnobstruktion wird das Auftreten eines systolischen Geräusches über der Basis besonders links parasternal verständlich. Durch das gleichzeitige Auftreten von 2 oder 3 dieser Geräuschphänomene wird erklärt, daß in der Mehrzahl der Fälle mit h. o. K. ein mittellautes Geräusch mit einer mittel- bis spätsystolischen Akzentuation vorliegt, wobei jedoch sehr häufig der mittel- bis spätsystolisch gelegene spindelförmige Geräuschcharakter überwiegt. Die Lautstärke des Geräusches am linken unteren Sternalrand korreliert nach den Angaben von

Braunwald et al. (1964) in etwa mit der Größe des systolischen Druckgradienten.

Ein scharf ausgeprägter frühsystolischer Klick (ejection click) ist bei der
h. o. K. nicht so selten, wie im allgemeinen angegeben wird (Abb. 5 u. 6).
Wir fanden ihn bei 10 unserer 47 Patienten (21%). Diastolische Geräusche
werden bei der h. o. K. nur selten beobachtet. In unserem Material wiesen
5 Patienten ein diastolisches Geräusch auf. 1 Patient, der während der diagnostischen Herzkatheterisierung an einem irreversiblen Kammerflimmern
verstarb, zeigte bei der Obduktion gering ausgeprägte fensterartige Per-
forationen der Aortenklappe; in der Ausflußbahn des linken Ventrikels fanden sich angedeutete Zahnsche Insuffizienzzeichen, so daß eine wenig wirksame Aorteninsuffizienz vorgelegen hat. Bei einer anderen Patientin bestand
ein relativ lautes, spindelförmiges diastolisches Geräusch, das in der Mitte
der Diastole angeordnet war und an Intensität das systolische Geräusch
beträchtlich übertraf. Die Ursache des Geräusches konnte nicht geklärt werden. Ein weiterer Patient war 9 Jahre vor unserer Untersuchung unter dem
Verdacht einer membranösen subvalvulären Aortenstenose in einer anderen
Klinik operiert worden. Dabei war versucht worden, mit einem Ring-Val-
vulotom die Ausflußbahn der linken Kammer zu erweitern. Wahrscheinlich
ist das diastolische Geräusch auf den operativen Eingriff zurückzuführen.
Frank u. Braunwald fanden bei 7 ihrer 126 Patienten ein diastolisches
Geräusch. Zweimal war es postoperativ entstanden. Von Bentall et al.
(1966) sowie Goodwin et al. (1967) wird für die Entstehung des diastolischen Geräusches eine Behinderung der Ventrikelfüllung durch das hypertrophierte Kammerseptum angenommen. Auch von anderer Seite ist wiederholt auf die Seltenheit von diastolischen Geräuschen bei der h. o. K. hingewiesen worden (Wigle et al., 1962; Brent et al., 1960; Goodwin et al.,
1961; Braunwald et al., 1964). In vereinzelten Fällen sind jedoch auch
diastolische Geräusche mitgeteilt worden, z. B. Serratto u. Benvenuto
(1962), Wigle et al. (1961), Goodwin et al. (1962) und Bevegard et al.
(1962).

V. Phonokardiogramm

Der erste Herzton hatte bei allen unseren 47 Patienten eine normale
Lautstärke; in 10 Fällen war ein frühsystolischer Extraton (ejection click)
nachweisbar (Abb. 5). Das Spaltungsintervall des 2. Herztones schwankte
zwischen 0,02 und 0,05 sec; eine paradoxe Spaltung des 2. Herztones lag
in 5 Fällen vor, ein Fall davon hatte einen kompletten Linksschenkelblock.

Bei 9 Patienten wurde ein 3. Herzton, bei 33 Patienten ein 4. Herzton
registriert. 44 Patienten wiesen ein systolisches Geräusch auf; das Geräusch-
Maximum war in 14 Fällen über dem 4. ICR links parasternal und je 13mal

über der Spitze und dem Erbschen Punkt zu registrieren. Einmal war das Geräusch im 2. ICR links parasternal am lautesten. Bei 3 Patienten wurde kein systolisches Geräusch registriert. Das systolische Geräusch hatte in allen 44 Fällen eine Spindelform und war vorwiegend hochfrequent; der Abstand

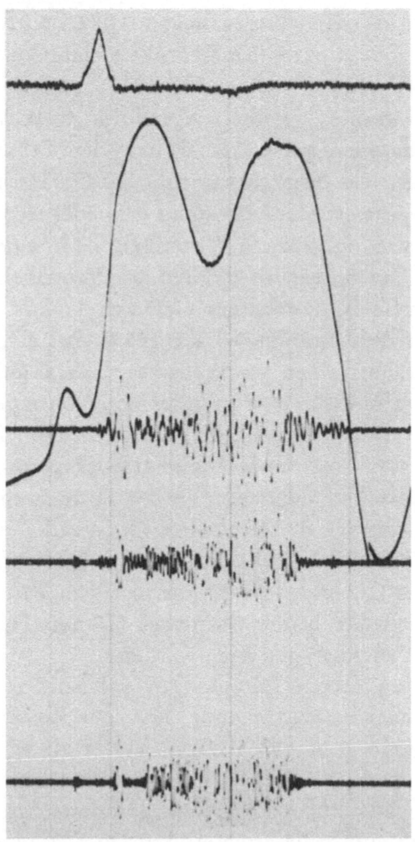

Abb. 4. Spitzenstoßkurve (Apexkardiogramm) mit ausgeprägter a-Welle und doppelgipfliger systolischer Welle. Spätsystolisches Intervallgeräusch

des Geräusches vom 1. Herzton schwankte von 0,02 bis 0,16 sec (Mittelwert 0,086 ± 0,028 sec). Der Abstand des systolischen Geräusches vom 2. Ton variierte von 0—0,1 sec (Mittelwert 0,049 ± 0,023 sec). 5 Patienten wiesen ein diastolisches Geräusch auf; dabei handelte es sich in 3 Fällen um ein protodiastolisches mit einem Abstand von 0,10 bis 0,13 sec vom 2. Herzton abgesetztes, spindelförmiges mittel- bis hochfrequentes Intervallgeräusch. In

2*

den beiden übrigen Fällen schloß sich das hochfrequente, decrescendoförmige
Diastolikum dicht an den Aorten- bzw. Pulmonalklappenschlußton an. Von
5 Patienten wurde postoperativ ein Herzschall geschrieben, in 4 Fällen nahm
das systolische Geräusch deutlich ab (Abb. 6 a u. b).

Zusammengefaßt war als typischer phonokardiographischer Befund in
der überwiegenden Mehrzahl der Fälle ein systolisches Geräusch nachweisbar. Das mit einem mittleren Intervall von 0,082 ± 0,028 sec vom 1. Herzton abgesetzte Systolikum hatte den Charakter eines Austreibungsgeräusches
(BRAUNWALD et al., 1964; PARSI et al., 1966; SOULIÉ et al., 1962). Das
Maximum des Geräusches lag überwiegend im 4. ICR links parasternal
(17mal) oder über der Herzspitze (13mal) bzw. dem Erbschen Punkt (13mal).
In 4 Fällen, in denen ein deutliches systolisches Geräusch über dem 2. ICR
links parasternal registriert wurde, bestand entweder eine deutliche Obstruktion der Ausflußbahn des rechten Ventrikels oder eine intraventrikuläre
Druckdifferenz im Spitzenbereich des rechten Ventrikels (catheter entrapment). Ein zweigipfliges, systolisches Geräusch konnte in keinem unserer
Fälle registriert werden (LOOGEN et al., 1963). Bei einem Patienten hatte
das systolische Geräusch einen musikalischen Charakter, in 2 Fällen war
das Geräusch nur ganz diskret ausgebildet und von einem uncharakteristi-
schen funktionellen Systolikum nicht zu unterscheiden. Das systolische Geräusch der 10 Patienten mit durch Angiokardiographie nachgewiesener Mitralinsuffizienz unterschied sich weder in der Form noch im Intervall vom
1. und 2. Herzton von den übrigen Fällen (Intervall zum 1. Herzton 0,084
± 0,037 sec, Intervall zum 2. Herzton 0,048 ± 0,015 sec). Bei den 3 Patienten ohne systolisches Geräusch konnte nur in einem Fall ein kleiner Druckgradient im Ausflußtrakt beider Ventrikel (10 mm Hg linker Ventrikel,
11 mm Hg rechter Ventrikel) gemessen werden.

Im Gegensatz zu älteren Mitteilungen (MENGES et al., 1961; WIGLE
et al., 1962), aber in Übereinstimmung mit einer Reihe neuerer Veröffentlichungen (BRAUNWALD et al., 1964; GOODWIN et al., 1960; SNELLEN et al.,
1964; WEINTRAUB et al., 1964) wurde in 10 Fällen ein frühsystolischer Extraton (ejection click) nachgewiesen. Die paradoxe Spaltung des 2. Tones
weist wie bei den organisch fixierten Aortenstenosen auf einen hohen intraventrikulären Druckgradienten hin (96,66 ± 35,11 mm Hg), wie dies auch
von BRAUNWALD et al. (1964) angegeben wurde.

In seltenen Fällen werden bei obstruktiver Kardiomyopathie diastolische
Geräusche gefunden (BEVEGARD et al., 1962; FRANK u. BRAUNWALD, 1968;
GOODWIN, 1962; MEERSCHWAM, 1969; PARÉ et al., 1961; SERRATTO u. BEN-
VENUTO, 1962; WIGLE et al., 1962). Von BENTALL et al. (1965) sowie GOOD-
WIN (1962) wird diskutiert, ob es infolge der starken Hypertrophie des
Kammerseptums zu einer Behinderung der Ventrikelfüllung mit Ausbildung
eines diastolischen Geräusches kommen kann. Die auffällige Häufung eines
4. Herztones (33 von 47 Patienten) entspricht den Angaben von BRAUN-

WALD (1964) (56 von 64 Patienten) und COBLENTZ et al. (1965), während ein 3. Herzton in unserem Material seltener nachweisbar war (9 Patienten gegenüber 38 von 64 in dem Kollektiv von BRAUNWALD, 1964). Der Druckgradient im linken Ventrikel war bei den Patienten mit 4. Herzton höher ($71,60 \pm 54,46$ mm Hg) als bei den übrigen Patienten ($31,53 \pm 38,20$ mm Hg; $p < 0,025$). Auch bei den Patienten mit 3. Herzton ergab sich ein höherer Druckgradient ($76,25 \pm 20,17$ mm Hg gegenüber $32,72 \pm 12,12$ mm Hg; $p < 0,1$). Der 3. Herzton trat mit einer Ausnahme in allen Fällen mit einem 4. Herzton kombiniert auf.

VI. Carotispulskurve

Nach den ersten klinischen Mitteilungen über die IHSS wurde der Qualität des arteriellen Pulses eine besondere Bedeutung zugemessen. Die Änderungen des Pulsablaufes sind sowohl bei der Palpation des peripheren Pulses als auch durch indirekte Registrierung der Carotispulskurve oder durch direkte blutige Registrierungen des Arterienpulses zu erfassen. Die Veränderungen des arteriellen Pulsablaufes haben darüber hinaus einen sehr wichtigen Beitrag zur Aufdeckung der Hämodynamik der h. o. K. geleistet.

Seit langem ist bekannt, daß bei der organischen Aortenstenose entsprechend der Entleerungserschwerung des linken Ventrikels eine Verlängerung des Pulskurvensteilanstieges sowie eine Verzögerung der gesamten Austreibungszeit vorliegt. BRACHFELD et al. (1959) wiesen erstmals darauf hin, daß bei Patienten mit einer IHSS der Pulskurvensteilanstieg ungewöhnlich kurz ist. Auf die Bedeutung dieses Befundes wird weiter unten näher eingegangen. Nach dem schnellen Steilanstieg der Pulskurve kommt es jedoch infolge der Einengung der Ausflußbahn durch die Kontraktion der hypertrophischen Muskulatur zu einem verlangsamten Blutauswurf und damit zu einem Abfall der Pulskurve etwa in der Mitte der Systole. Der sich danach ausbildende zweite Gipfel, der immer niedriger als der erste ist, kommt wahrscheinlich durch eine Reflexionswelle zustande (HERNANDEZ et al., 1964). Dieser zweite Gipfel fällt dann zu der sogenannten Inzisur, die durch den Aortenklappenschluß hervorgerufen wird, wieder ab (Abb. 5 u. 7).

Bei 25 unserer 47 Fälle (53%) zeigte die Carotispulskurve diese typische systolische Doppelgipfligkeit (Pulsus bisferiens) mit einem schmalen ersten Gipfel (percussion wave), dem sich nach einem unterschiedlich tief ausgeprägtem Tal ein zweiter Gipfel (tidal wave) anschloß (Abb. 5, 6 a, 7); bei 7 weiteren Patienten waren die beschriebenen Veränderungen nur angedeutet nachweisbar, aber doch noch ausreichend kenntlich, so daß wir bei insgesamt 32 Patienten (68%) schon aus dem Ablauf der Pulskurve die Verdachtsdiagnose einer h. o. K. stellen konnten. BRAUNWALD et al. (1964) konnten bei 47 von 64 Patienten eine Carotispulskurve registrieren und

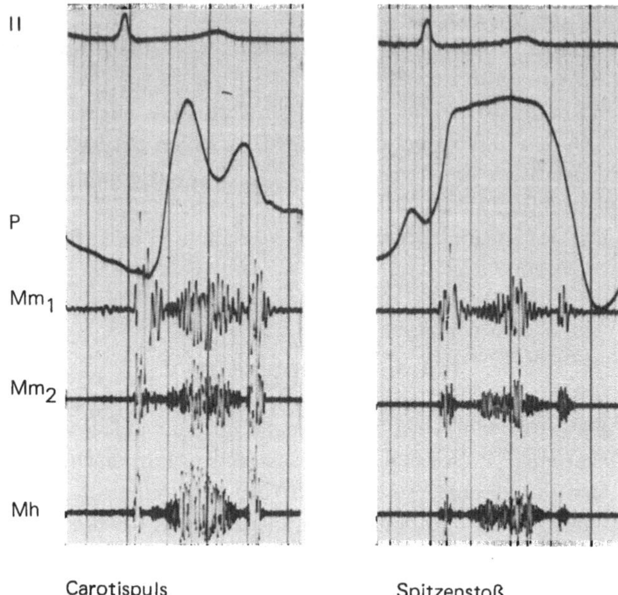

Abb. 5. Links: Typische Carotispulskurve mit doppelgipfligem Verlauf (Pulsus bisferiens). Rechts: In der Spitzenstoßkurve (Apexkardiogramm) hohe a-Welle, aber keine Doppelgipfligkeit während der Systole. Beachte den „ejection click" im Phono-kardiogramm

fanden bei 35 Patienten (75%) den „typischen" doppelgipfligen Kurven-verlauf.

Bei 29 unserer Patienten mit „typischer" bzw. angedeuteter Doppel-gipfligkeit konnten Druckmessungen im linken Ventrikel und der Aorta durchgeführt werden. Dabei fand sich ein Druckgradient von 70,68 ± 53,29 mm Hg, der gegenüber den restlichen Patienten, die einen Druck-gradienten von 20,00 ± 19,63 mm Hg aufwiesen, signifikant höher war ($p < 0,005$).

Die gleiche Beobachtung teilen auch BRAUNWALD et al. (1964) mit, die bei Patienten mit „typischer" Pulskurve einen Druckgradienten von 46,4 ± 38,7 mm Hg, bei den übrigen Patienten einen Druckgradienten von 9,9 mm Hg feststellten. Die Form der Carotispulskurve ist demnach ein wichtiger Parameter für die Abschätzung des Schweregrades der Obstruktion.

Bei dem funktionellen Charakter der Ausflußbahnobstruktion ist es nicht überraschend, daß die Form der Pulskurve bei demselben Patienten von Untersuchung zu Untersuchung wechseln kann, worauf u. a. BENDER et al. (1964) hingewiesen haben. Darüber hinaus gelingt es häufig durch eine phar-makologisch induzierte Vergrößerung des Druckgradienten (siehe unten)

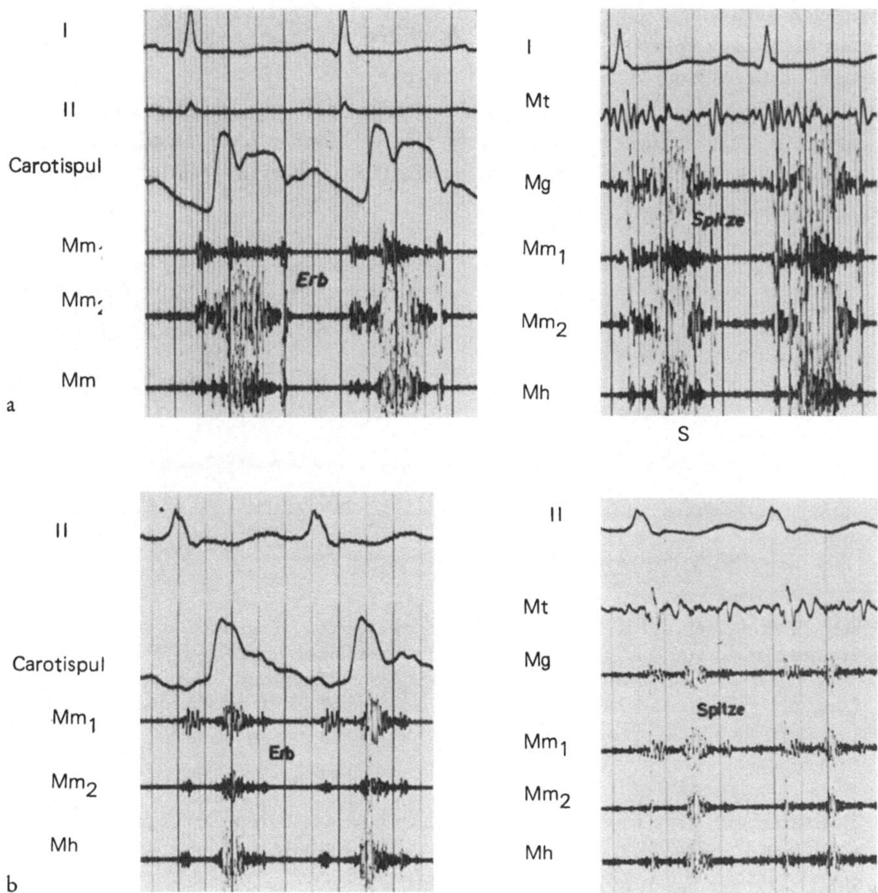

Abb. 6 a. A. E., geb. 24. 1. 1924; klinischer Schweregrad III, Druckgradient im linken Ausflußtrakt 130 mm Hg. Präoperatives EKG und Herzschall vom 9. 10. 1964: Spindelförmiges systolisches Intervallgeräusch, „ejection click", doppelgipflige Carotispulskurve. b Derselbe Pat. Postoperatives EKG und Herzschall vom 22. 10. 1965 (Operation am 6. 10. 1965): Kompletter Linksschenkelblock; deutliche Abnahme des systolischen Intervallgeräusches über Spitze und Erb. Doppelgipflige Carotispulskurve nicht mehr nachweisbar

einen „typischen" doppelgipfligen Ablauf zu erzeugen. Eine unserer Patientinnen mit absoluter Arrhythmie infolge Vorhofflimmerns wies jeweils nach einem langen RR-Intervall eine verstärkt doppelgipflige Carotispulskurve auf (Abb. 7). Auch diese Beobachtung unterstützt den Befund, daß dem Druckgradienten ein wesentlicher Einfluß auf die Ausbildung dieses Phänomens zukommt. Von HANCOCK et al. (1966) wurden ähnliche Beobachtungen nach langer Diastolendauer mitgeteilt. Im Gegensatz zu einer früheren Mitteilung (BEUREN et al., 1961) ist die Doppelgipfligkeit der Pulskurve auch im Bereich der A. femoralis nachweisbar.

Zusammenfassend kann festgestellt werden, daß eine scharf ausgeprägte doppelgipflige Pulskurve nahezu immer einen beträchtlichen Druckgradienten anzeigt. Allerdings finden sich bei BRAUNWALD et al. (1964) einzelne

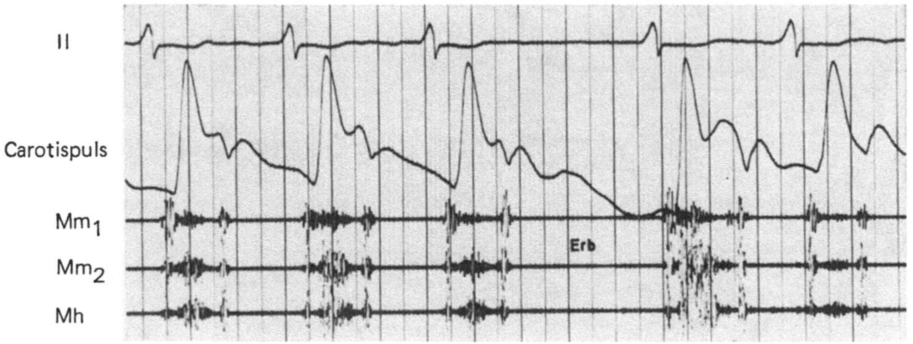

Abb. 7. R. I., geb. 14. 5. 1927; klinischer Schweregrad III, präoperativer Druckgradient im linken Ausflußtrakt 100 mm Hg. Postoperatives EKG und Herzschall vom 4. 5. 1961: Absolute Arrhythmie infolge Vorhofflimmerns; deutliche Verstärkung des systolischen Geräusches und der Doppelgipfligkeit der Carotispulskurve nach langem RR-Intervall

Patienten mit „typischer" Pulskurve, ohne nachweisbaren Druckgradienten, wobei aber zu berücksichtigen ist, daß die Registrierung der Pulskurve und die Druckmessung nicht simultan erfolgte.

Neben dem häufig veränderten Kurvenablauf wurde besonders von BRACHFELD et al. (1959), BRAUNWALD et al. (1964) sowie BENCHIMOL (1963) auf eine Verkürzung der Pulskurvenanstiegszeit bei der h. o. K. aufmerksam gemacht. Die frequenzkorrigierte Pulskurvenanstiegszeit wurde von uns wie folgt ermittelt:

$$\frac{\text{Pulswellenanstiegszeit (sec)}}{\sqrt{\text{RR-Intervall (sec)}}}$$

Dieser Wert schwankte bei unseren Patienten zwischen 0,05 und 0,12 sec (Mittelwert $0,085 \pm 0,017$ sec) und zeigte damit gegenüber den von BENCHIMOL et al. (1960) an 30 Herzgesunden ermittelten Normalwert von 0,06 bis 0,11 sec ($0,088 \pm 0,013$ sec) keine Abweichung. Dagegen fanden BENCHIMOL et al. (1960) bei Patienten mit organischer Aortenstenose eine mit 0,08 bis 0,29 sec ($0,179 \pm 0,07$ sec) deutlich verlängerte Steilanstiegsdauer. Wir ermittelten bei 32 Patienten mit einer durch Herzkatheteruntersuchung gesicherten organischen Aortenstenose einen Mittelwert von 0,258 ± 0,041 sec. Dieser Wert war gegenüber dem h. o. K.-Wert mit einem $p < 0,001$ hochsignifikant verschieden. Von BRAUNWALD et al. (1964) werden für die h. o. K. Werte von 0,04 bis 0,12 sec (0,062 ± 0,019 sec) angegeben.

Da dieser Wert gegenüber dem Normalwert signifikant verkürzt war, bestimmten MASON et al. aus der Arbeitsgruppe um BRAUNWALD die erste und zweite Ableitung des Brachialarteriendruckes nach der Zeit (dp/dt; Druckanstiegsgeschwindigkeit bzw. d^2p/dt^2; Druckanstiegsbeschleunigung). Für dp/dt fanden sie bei Normalpersonen einen Wert von 811 ± 185 mm Hg/ sec, bei Patienten mit valvulärer Aortenstenose einen sehr viel niedrigeren Wert von 358 ± 85 mm Hg/sec ($p < 0,01$) und bei 33 Patienten mit IHSS einen Wert von 1092 ± 375 mm Hg/sec, der signifikant oberhalb des Normalwertes lag. Allerdings wurde der höchste Normalwert nur von 11 der 33 Patienten mit IHSS übertroffen, während sämtliche Werte der Patienten mit valvulärer Aortenstenose unterhalb des niedrigsten Wertes der Patienten mit IHSS lagen. Damit konnte durch die Ermittlung der Druckanstiegsgeschwindigkeit eine vollständige Trennung der Patienten mit valvulärer Aortenstenose und IHSS erreicht werden.

Bei 6 Patienten mit einer membranösen, subvalvulären Stenose fanden sich allerdings 2 Werte, die den niedrigsten Wert der Patienten mit IHSS überschritten, so daß eine absolut zuverlässige Trennung zwischen Patienten mit IHSS und der membranösen subvalvulären Aortenstenose mit Hilfe des dp/dt-Wertes nicht möglich war.

Auch bei Patienten mit h. o. K. ohne Ausflußbahnobstruktion wurden in der Regel höhere dp/dt-Werte als normal gemessen, so daß die Verkürzung des Pulskurvensteilsanstieges nicht an das Vorliegen einer Ausflußbahnobstruktion gebunden ist und damit für alle Patienten mit h. o. K. zuzutreffen scheint.

Durch die Bildung der zweiten Ableitung (d^2p/dt^2) fanden MASON et al. (1964) für Normalpersonen einen Wert von 15 000 bis 44 000 (durchschnittlich 31 335) mm Hg/sec², bei IHSS-Patienten betrug der Wert 23 300 bis 110 500 (durchschnittlich 51 800) mm Hg/sec². Mit Hilfe der Ermittlung der Druckanstiegsbeschleunigung gelingt eine weitergehende, aber nicht absolut sichere Trennung von Normalpersonen und Patienten mit IHSS. Die mitgeteilten Werte wurden sämtlich aus dem Brachialarteriendruck ermittelt. BOITEAU et al. (1963) verglichen den Pulskurvenverlauf in der Brachialarterie und der zentralen Aorta bei verschiedenen Formen der Aortenstenose und stellten fest, daß bei Normalpersonen und bei Patienten mit membranöser subvalvulärer Stenose die Steilanstiegsdauer in der Brachialarterie kürzer war als in der Aorta, während bei IHSS die Steilanstiegsdauer in beiden Gefäßen gleich war.

Aus methodischen Gründen sind jedoch aus dem Verhalten des Brachialarteriendruckes bzw. des arteriellen Druckes nur mit großer Zurück-

haltung Rückschlüsse auf die Druckanstiegsgeschwindigkeit der Ventrikelkontraktion erlaubt, denn die physikalischen Eigenschaften des arteriellen
Systems haben selbstverständlich einen großen Einfluß auf die auf diese
Weise ermittelten Druckanstiegsgeschwindigkeiten bzw. -beschleunigungen,
so daß von dieser Seite nicht übersehbare Verfälschungen auftreten können.
Verbindliche Aussagen über die Druckanstiegsgeschwindigkeit des Myokards
sind nur durch direkte intraventrikuläre Messung der Druckabläufe möglich
und auch dann werden die Ergebnisse noch von zahlreichen extramyokardia-
len Faktoren beeinflußt (MASON, 1969).

Aus diesem Grunde erscheint die Ermittlung der Anstiegsgeschwindigkeit
bzw. der Anstiegsbeschleunigung des arteriellen Druckes für die differentialdiagnostische Abgrenzung der IHSS nicht sinnvoll. Darüber hinaus konnte
der von BRAUNWALD et al. erhobene Befund einer in der Regel verkürzten
Steilanstiegsdauer des arteriellen Pulses von uns nicht bestätigt werden (siehe
oben).

Die frequenzkorrigierte Austreibungszeit

$$\frac{\text{Austreibungszeit (sec)}}{\sqrt{\text{RR-Intervall (sec)}}}$$

schwankte bei unseren Patienten zwischen 0,25 und 0,48 sec. Der Mittelwert
betrug $0,329 \pm 0,038$ sec und war damit gegenüber dem von BENCHIMOL
et al. (1960) angegebenen Normalwert von $0,302 \pm 0,17$ sec verlängert.
BRAUNWALD et al. (1964) geben Werte von 0,26 bis 0,41 sec (Mittelwert
0,33 sec) an, über ähnliche Ergebnisse wird von BOITEAU et al. (1961) sowie
FISHLEDER et al. (1962) berichtet. Die Verlängerung der Austreibungszeit
ist bei den organischen Aortenstenosen auf die erschwerte Ventrikelentleerung zurückzuführen, so daß eine Beziehung zum Druckgradienten zu
erwarten ist. Bei 20 unserer Patienten mit einer verlängerten Austreibungszeit betrug der mittlere Druckgradient $73,75 \pm 62,27$ mm Hg, während er
bei den Patienten mit normaler Austreibungszeit mit $39,77 \pm 33,80$ mm Hg
signifikant geringer war ($p < 0,05$). Die große Streuung der Werte zeigt
aber bereits an, daß erhebliche Überschneidungen vorkommen.

Von WIGLE et al. (1967) wurde das Verhalten der Austreibungszeit bei
Patienten mit Ausflußbahnobstruktion und mit intraventrikulären Druckdifferenzen infolge „catheter entrapment" (CRILEY et al., 1965) untersucht.
Die Autoren konnten die Abhängigkeit der Verlängerung der Austreibungszeit von der Höhe des ventriculo-aortalen Druckgradienten bestätigen. Dagegen war bei Patienten mit intraventrikulären Druckdifferenzen durch
„catheter entrapment" völlig unabhängig von der Höhe der Drucke die
Austreibungszeit normal. Bei einer Vergrößerung des ventriculo-aortalen
Druckgradienten durch Gabe von Amylnitrit nahm die Austreibungszeit
entsprechend zu, während sie bei den Fällen mit „catheter entrapment"
wahrscheinlich entsprechend der höheren Druckanstiegsgeschwindigkeit ab-

nahm. Eine Verringerung des ventriculo-aortalen Druckgradienten durch Noradrenalin- oder Angiotensin-Infusionen bewirkte eine Abnahme der Austreibungszeit, während sie bei den Fällen mit „catheter entrapment" geringfügig zunahm. Auch bei Isoproterenol-Infusion verlängerte sich die Austreibungszeit mit der Vergrößerung des ventriculo-aortalen Druckgradienten, mit Ausnahme von 3 Patienten, bei denen aus unerklärlichen Gründen die Austreibungszeit gering abfiel, obwohl der Druckgradient zunahm. Diese Untersuchungen beweisen, daß die Ausflußbahnobstruktion die Verlängerung der Austreibungszeit verursacht, und daß hohe intraventrikuläre Druckdifferenzen bei normaler Austreibungszeit auf ein „catheter entrapment" verdächtig sind.

VII. Apexkardiogramm (ACG)

Bei 42 unserer 47 Patienten konnten auswertbare Spitzenstoßkurven registriert werden; nur in 3 Fällen fanden sich keine Abweichungen von der Norm. Die „typischen" Veränderungen betreffen vorwiegend die sog. a-Welle (Abb. 4 u. 5). Die Höhe dieser a-Welle (Vorhofkontraktionswelle) wurde entsprechend den Angaben von BENCHIMOL u. DIMOND (1962) vom Beginn bis zum Gipfel gemessen und in Prozent der Ges.-Amplitude der Spitzenstoßkurve ausgedrückt (a : H).

Das prozentuale Verhältnis zwischen der Höhe der Vorhofswelle zur Ges.-Höhe schwankte zwischen 7,1 und 70,4% (Mittelwert 24,79 ± 12,73%). In 14 Fällen zeigte das Apexkardiogramm eine sattelförmige Deformierung der systolischen Welle; bei 4 weiteren Patienten war die systolische Welle angedeutet doppelgipflig.

Mit der Aufzeichnung der Spitzenstoßkurve gelingt es, Formänderungen der Thoraxwand im Bereich des Herzspitzenstoßes zu erfassen und durch Umwandlung der mechanischen Druckwelle in elektrische Spannungsdifferenzen graphisch zu registrieren. Dabei wird die sog. a-Welle durch den Volumenzuwachs des Ventrikels infolge der Vorhofkontraktion hervorgerufen. Dieser Volumenzuwachs korreliert aber weder mit der absoluten Höhe der Vorhofkontraktionswelle noch mit der Absolutgröße des durch die Vorhofkontraktion in den Ventrikel entleerten Volumens. Je nach der Dehnungsfähigkeit (Compliance) des Ventrikels kann durch einen nur geringen Druckanstieg im Vorhof bereits ein großes, oder durch einen sehr hohen Druckanstieg nur ein sehr kleines Volumen verschoben werden. Das Ausmaß der aus dieser Volumenzunahme des Ventrikels resultierenden Umfangsänderung, die die Ausbildung der a-Welle der ACG bewirkt, ist darüber hinaus von der Größe des Ausgangsvolumens des Ventrikels abhängig. Gleich große Volumenverschiebungen pro Zeiteinheit führen bei kleinem Ausgangsvolumen zu einer beträchtlichen Vergrößerung des Ventrikelumfanges, während bei großem Ausgangsvolumen nur eine geringe Zunahme des Ventrikelumfanges resultiert. Im ersten Fall würde es zur Ausbildung einer hohen, im zweiten Fall zu einer kleinen a-Welle in der Spitzenstoßkurve kommen.

Eine überhöhte a-Welle in der Spitzenstoßkurve als Ausdruck einer vergrößerten Formänderung des linken Ventrikels am Ende der Diastole bei Patienten mit h. o. K. (Abb. 4, 5) wurde von BENCHIMOL et al. (1963), WIGLE et al. (1964), BRAUNWALD et al. (1964) sowie EPSTEIN et al. (1968) beschrieben. Bei unseren Patienten betrug das Verhältnis von a : H (siehe oben) im Mittel $27,70 \pm 12,70^0/_0$ und lag damit deutlich über dem von BENCHIMOL et al. (1960) angegebenen Normalwert $(7,89 \pm 1,4^0/_0)$. In Übereinstimmung mit den Angaben von BRAUNWALD et al. (1964), TAFUR et al. (1964), WOLFE et al. (1964) und DIEDERICH et al. (1967) war die Amplitude der a-Welle auch bei unserem Kollektiv höher als bei Patienten mit organischer Aortenstenose. Wir fanden bei 27 Patienten mit durch Herzkatheteruntersuchung gesicherter organischer Aortenstenose mit einem Druckgradienten über 70 mm Hg ein Verhältnis von a : H von $19,84 \pm 6,84^0/_0$, bei einem statistischen Vergleich mit den h. o. K.-Werten findet sich ein $p < 0,10$. Bei dieser geringen Wahrscheinlichkeit muß jedoch berücksichtigt werden, daß in unserem Ges.-Kollektiv von h. o. K.-Patienten auch solche mit niedrigen Druckgradienten bzw. geringer Druckdifferenz enthalten sind. Vergleicht man das a : H-Verhältnis der 27 Patienten mit organischer Aortenstenose und einem Druckgradienten über 70 mm Hg mit den h. o. K.-Patienten mit einem Druckgradienten bzw. einer Druckdifferenz von über 50 mm Hg, so findet sich ein $p < 0,005$.

Nach den Angaben von KLEIN et al. (1965), BRAUNWALD et al. (1964), STEINER et al. (1964), LEWIS et al. (1964) sowie nach unseren eigenen Erfahrungen ist das enddiastolische Volumen des linken Ventrikels bei der h. o. K. in der Regel kleiner als bei Normal-Personen oder Patienten mit organischer Aortenstenose (siehe oben). Dieses geringe enddiastolische Volumen bei der h. o. K. ist wahrscheinlich eine der Ursachen für die Entwicklung der erhöhten a-Welle, da unter diesen Bedingungen die Kontraktion des linken Vorhofes zu einem relativ großen enddiastolischen Volumenzuwachs des linken Ventrikels führen muß. Dabei ist die Dehnbarkeit des Ventrikelmyokards jedoch herabgesetzt, so daß die enddiastolische Volumenverschiebung nur durch die Entwicklung eines hohen Druckes erreicht werden kann (siehe Kapitel Hämodynamik). Hierdurch wird die auffällige Häufung des bei dieser Erkrankung auskultierbaren und registrierbaren Vorhoftones erklärt. Bei 32 Patienten konnten ACG und linksseitiger Vorhofdruck aufgezeichnet werden. Dabei betrug das Verhältnis a : H im Mittel $26,26 \pm 12,95^0/_0$, die mittlere Höhe der a-Welle in der Druckkurve des linken Vorhofes lag bei $22,34 \pm 9,04$ mm Hg. Sie lag damit deutlich über dem Normalwert von 12 bis 15 mm Hg. Dieser Befund erklärt die enge

Korrelation zwischen der relativen Höhe der a-Welle im ACG und dem Auftreten eines 4. Herztones. Bei unseren 3 Patienten mit unauffälliger Spitzenstoß-a-Welle fehlte auch der 4. Herzton, während er bei Patienten mit besonders stark ausgeprägten a-Wellen im ACG in der Regel eine auffällige Lautstärke aufwies.

Bei 14 Fällen zeigte die systolische Welle des ACG eine ausgeprägte Doppelgipfligkeit. Viermal war diese Kontur angedeutet nachweisbar (Abb. 4). Eine Erklärung für dieses Phänomen steht noch aus, wie überhaupt die Bewegungsabläufe, die sich während der Systole im Bereich der Herzspitze abspielen, noch weitgehend unklar sind. BENCHIMOL et al. (1963) nehmen an, daß der „late systolic bulge" ebenso wie der zweite systolische Gipfel der Carotispulskurve auf die Obstruktion des Ausflußtraktes des linken Ventrikels zurückzuführen ist. TAFUR et al. (1964) stellen die von BENCHIMOL et al. (1963) beschriebene spätsystolische Vorwölbung als ein normales Phänomen heraus und messen einer „zweiten systolischen Welle" (second systolic wave), die zeitlich vor dem „late systolic bulge" liegt, eine größere Bedeutung zu. Bei den 14 Fällen unseres Kollektivs mit doppelgipfliger Spitzenstoßkurve lag der Beginn der „zweiten systolischen Welle" in Übereinstimmung mit TAFUR et al. (1964) zeitlich wesentlich früher als der von BENCHIMOL et al. (1963) beschriebene „late systolic bulge", eine formale Abgrenzung des „late systolic bulge" von der „zweiten systolischen Welle" war allerdings nur in einzelnen Fällen möglich. Die von TAFUR et al. (1964) beschriebene Koinzidenz des systolischen Geräuschmaximums mit dem Gipfel der „zweiten systolischen Welle" der Spitzenstoßkurve war in unseren 14 Fällen nicht nachweisbar. Das Maximum des systolischen Geräusches lag in allen Fällen früher. Eine Korrelation zwischen der systolischen Doppelgipfligkeit des Apexkardiogramms und der Höhe des linksseitigen intraventrikulären Druckgradienten ließ sich nicht nachweisen, die Druckdifferenzen im linken Ventrikel schwankten in diesen Fällen zwischen 0 bis 190 mm Hg. In einzelnen Fällen konnten wir auch bei Patienten mit organisch fixierter Aortenstenose eine doppelgipflige Spitzenstoßkurve registrieren, so daß dieser Veränderung keine pathognomonische Bedeutung für die obstruktive Kardiomyopathie zukommt.

VIII. Differentialdiagnose zwischen h. o. K. und organischer Aortenstenose

Während BROCK (1957) in seinen frühen Mitteilungen noch die Ansicht vertrat, daß die h. o. K. und die organische Aortenstenose zahlreiche Gemeinsamkeiten aufweisen, kennen wir heute zahlreiche Unterschiede, die in der folgenden Gegenüberstellung zusammengefaßt sind (modifiziert nach BRAUNWALD et al., 1964).

A. Gemeinsame Symptome beider Krankheiten
   a) Hebender Spitzenstoß
   b) 3. Herzton
   c) Systolisches Geräusch
B. Symptome, die häufiger bei der h. o. K., aber auch bei der organischen
   Aortenstenose vorkommen
   a) Gedoppelter Herzspitzenstoß
   b) Paradoxe Spaltung des 2. Herztones
   c) Prominente a-Welle im Venenpuls
C. Symptome, die häufiger bei der organischen Aortenstenose, aber auch
   bei der h. o. K. vorkommen
   a) Systolisches Schwirren
   b) Nicht gedoppelter 2. Herzton

	h. o. K.	organische Aortenstenose
Lokalisation des systolischen Schwirrens und Geräusches	linker Sternalrand und/oder Herzspitze	Herzbasis mit Fortleitung in die Carotiden und die Jugulargrube
Charakter des systolischen Geräusches	mittellaut, weich, spindelförmig, mittel- bis spät- systolisch angeordnet	scharfes, spindelförmiges Austreibungsgeräusch
Frühsystolischer (ejection) Klick	weniger häufig	häufig, wenn ausgedehnte Klappenverkalkungen fehlen
Diastolisches Geräusch	sehr selten	relativ häufig (Aorteninsuffizienz)
Blutdruckamplitude	vergrößert oder normal	verkleinert oder normal
Arterienpuls	doppelgipflig, steiler Anstieg	anakrot, verzögerter Steilanstieg
Apexkardiogramm	in der Regel ungewöhnlich prominente a-Welle	in der Regel weniger auffällige a-Welle
EKG	pathologische Q-Zacken häufig	pathologische Q-Zacken ungewöhnlich

IX. Elektrokardiogramm

1. Rhythmus

Sämtliche 47 Patienten hatten zunächst einen regelmäßigen Sinusrhythmus; bei einer 36jähr. Patientin entwickelte sich einige Monate nach erfolgreicher Operation Vorhofflimmern mit zeitweiliger Tachyarrhythmie (Abb. 7). Eine 25jähr. Patientin hatte während einer Schwangerschaft vorübergehend Vorhofflimmern. Nach der Entbindung und nach Einleitung einer Chinidin-Therapie bildete sich wieder ein konstanter Sinusrhythmus aus. Eine 27jähr. Patientin litt an rezidivierenden Sinustachykardien mit Frequenzanstiegen auf maximal 150/min mit wechselnder a.v. Überleitungsstörung (PQ-Zeit maximal 0,40 sec; Abb. 8). Extrasystolen ventrikulären oder supraventrikulären Ursprungs wurden nur selten registriert, und zwar vereinzelt bei insgesamt 9 Patienten.

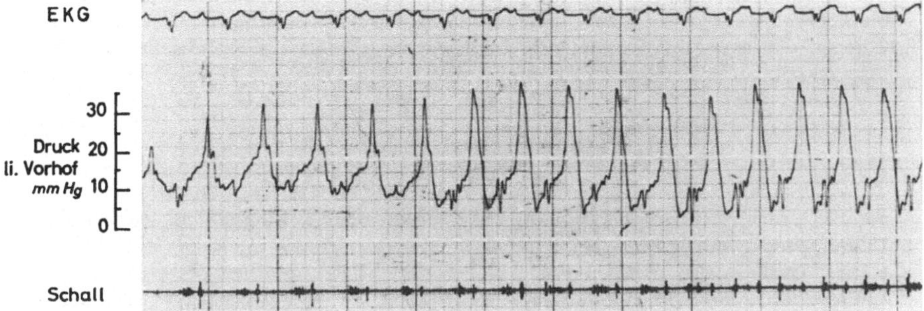

Abb. 8. K. E., geb. 10. 10. 1940; klinischer Schweregrad III, Druckgradient im linken Ausflußtrakt 50 mm Hg. Registrierung von EKG (Abl. II, 25 mm/sec), Druck im linken Vorhof und Herzschall (Erbscher Punkt) während der Herzkatheteruntersuchung vom 28. 8. 1966: Sinustachykardie, P-kardiale, a.v. Block I. Grades, kompletter Linksschenkelblock. Anstieg der Sinusfrequenz, relative Verlängerung der PQ-Zeit, Verschwinden der P-Wellen im ST-T-Abschnitt; Vorhofpfropfung

2. Vorhoferregung

Die Vorhofwellen waren bei 11 der untersuchten Patienten unauffällig, 6 Patienten hatten eine uncharakteristische Störung der intraatrialen Erregungsausbreitung; 11 Patienten wiesen ein P-sinistrokardiale auf, 3mal ließ sich ein P-kardiale nachweisen. 9 Patienten hatten ein P-dextrokardiale, das jedoch nur in 2 Fällen konstant nachweisbar war.

3. A.v. Überleitung

Bei 2 Patienten betrug die PQ-Zeit 0,12 sec, 2 weitere Patienten wiesen eine Verkürzung der PQ-Zeit auf 0,11 sec auf. 1 Patient hatte eine geringe Verlängerung der a.v. Überleitungszeit (0,23 sec; Abb. 12 b); die oben erwähnte an Sinustachykardien leidende Patientin hatte wechselnde a.v. Überleitungszeiten (0,21 bis 0,40 sec). Von den oben genannten 2 Patientinnen mit Vorhofflimmern wies eine Patientin nach der Regularisierung eine a.v. Überleitungsstörung I. Grades auf (PQ-Zeit 0,22 sec). Bei den übrigen Patienten war die a.v. Überleitung normal.

4. Intraventrikuläre Erregungsausbreitung

Der Winkel α A-QRS lag bei 14 Patienten zwischen +60° und +30° (Indifferenztyp), bei 15 Patienten zwischen +30° und −30° (Linkstyp). 8 Patienten wiesen einen überdreht linkstypischen Lagetyp auf (A-QRS zwischen −30° — 90°), 7mal entsprach die elektrische Achse einem Steiltyp (+60° bis +90°); bei 3 Patienten bestand ein Sagittaltyp. In 6 Fällen ließen sich im EKG träge ansteigende δ-Wellen nachweisen, ein typisches WPW-Syndrom mit verkürzter PQ-Zeit, δ-Wellen und Verbreiterung der Kammerkomplexe bestand jedoch in keinem Fall. Die QRS-Dauer war bei 42 Patienten normal, 4mal bestand eine geringe Verlängerung auf 0,11 sec; einmal war die diskordante Form eines kompletten Linksschenkelblockes nachweisbar. Ein angedeuteter inkompletter Rechtsschenkelblock kam bei 2 der 47 Patienten zur Darstellung, 2mal war eine uncharakteristische Störung der intraventrikulären Erregungsausbreitung ohne Seitenverspätung zu erkennen.

5. Kammerhypertrophiezeichen

Zeichen einer linksseitigen Kammerhypertrophie ließen sich in der Mehrzahl der Fälle nachweisen. Eine Erhöhung des Sokolowindex auf 3,5 mV als Zeichen der Linkshypertrophie bestand bei 27 Patienten, der höchste gemessene Wert betrug 6,7 mV (Abb. 9, 10). In allen Fällen außer einem bestand neben der präcordialen Hochspannung eine linkspräcordiale Störung des Erregungsrückganges mit überwiegend präterminal negativen T-Wellen bei z. T. konvexbogig nach oben verlaufender ST-Strecke. Bei 3 dieser Patienten wurde gleichzeitig eine Erhöhung des Index nach Gubner über 2,5 mV festgestellt (maximal 5 mV); bei einem Patienten bestand als einziger Hinweis auf eine Linkshypertrophie eine Erhöhung dieses Index. Der obere Umschlagspunkt war bei 12 Patienten über dem linken Präcordium (Abl. V 6) verspätet; 12mal war die Linksverspätung mit weiteren Hinweisen auf Linkshypertrophie kombiniert. Der Verdacht auf Rechtshypertrophie ergab sich bei 4 Patienten (Amplitude der R-Zacke in V 1 größer als 0,7 mV, R : S-Relation in V 1 > 1); bei einem weiteren Patienten betrug die R : S-Relation in V 1 den Wert 1.

6. Q-Zacken

Pathologische Q-Zacken waren bei 21 Patienten nachweisbar (Abb. 9); davon wurden 10mal pathologische Q-Zacken in den Ableitungen I, II, aVL, V4 bis V7 gemessen; 4mal waren Q-Zacken in V1 bis V3 nachweisbar; 2mal kamen sie in den Ableitungen II, III und aVF zur Darstellung, in einem Fall waren lediglich in Ableitung D und A nach Nehb pathologische Q-Zacken zu erkennen. Bei einem Patienten bestanden nur in Ableitung V3 eine isolierte Q-Zacke sowie eine versenkte R-Zacke in V2. In 6 Fällen fanden sich pathologische Q-Zacken sowohl linkspräcordial als auch über dem rechten Präcardium bzw. der Herzhinterwand, 13mal keine Q-Zacken linkspräcordial, einmal waren bei sonst fehlenden Q-Zacken lediglich in Ableitung V7 ganz diskrete Q-Zacken zu erkennen.

7. Kammerendteil

Bei 30 der 47 Patienten bestanden vorwiegend in den linkspräcordialen Ableitungen eine Senkung der ST-Strecke sowie präterminal neg. T-Wellen; einmal war der ST-Verlauf isoelektrisch und ging in terminal negative T-Wellen über. Die Elektrokardiogramme von 7 Patienten wiesen in mehreren Ableitungen terminal

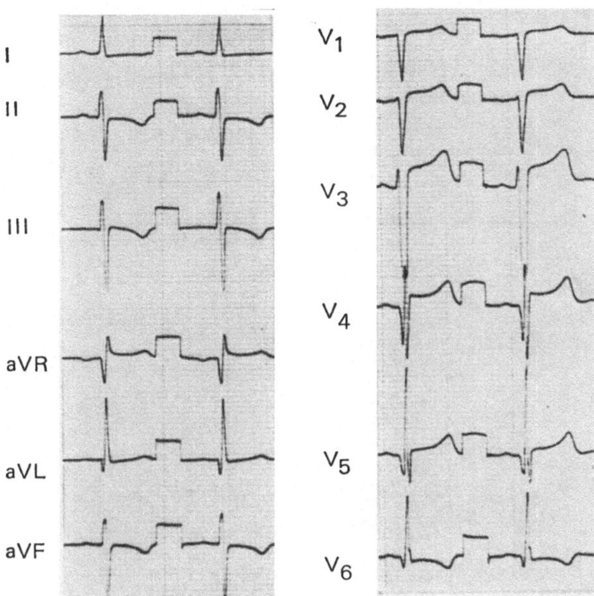

Abb. 9. EKG eines 22jähr. Patienten mit ungewöhnlichen Q-Zacken. Beachte die halbierte Registrierempfindlichkeit (1 mV = 5 mm)

und präterminal negative T-Wellen gleichzeitig auf; zweimal war lediglich in 2 Ableitungen ein abgeflachtes bzw. flach negatives T nachweisbar. Bei 2 Patienten bestand eine deutliche ST-Anhebung bei positiven T-Wellen als einzig pathologischer Befund der Kammerendstrecke; 5mal war der Kammerendteil unauffällig. 11 Patienten zeigten eine Verlängerung der QT-Dauer auf über 115%.

8. Verlaufsbeobachtungen

Elektrokardiographische Hinweise auf eine Progredienz der Kardiomyopathie im Verlauf der Beobachtung ergaben sich bei 8 Patienten. Einmal trat im Endstadium Vorhofflimmern auf, ein anderes Mal während einer Gravidität. In einem Fall entwickelten sich zeitlich synchron mit einer Größenzunahme des linken Vorhofes im Röntgenbild ein P-sinistrokardiale sowie Erregungsrückbildungsstörungen. In 2 weiteren Fällen traten innerhalb eines Jahres deutliche Erregungsrückbildungsstörungen auf. 3mal war eine Verkleinerung pathologischer Q-Zacken (2mal kombiniert mit Veränderungen des Lagetyps) festzustellen. 2 Jahre postoperativ traten bei einem weiteren Patienten sukzessive terminal negative T-Wellen rechtspräcordial auf. Bei einem 23jähr. Patienten war auskultatorisch und phonokardiographisch der typische Befund der h. o. K. zu erheben, während das EKG bei Sinusrhythmus einen S1/S2-Typ zeigte, außerdem bestanden diskrete Hinweise auf Linkshypertrophie. 2 Jahre später zeigten sich bei unverändertem Geräuschbefund im EKG ein Linkstyp mit einem P-sinistrokardiale, die Zeichen der Linkshypertrophie mit Erhöhung des Sokolowindex sowie deutliche Störungen des Erregungsrückganges linkspräcordial (Abb. 10).

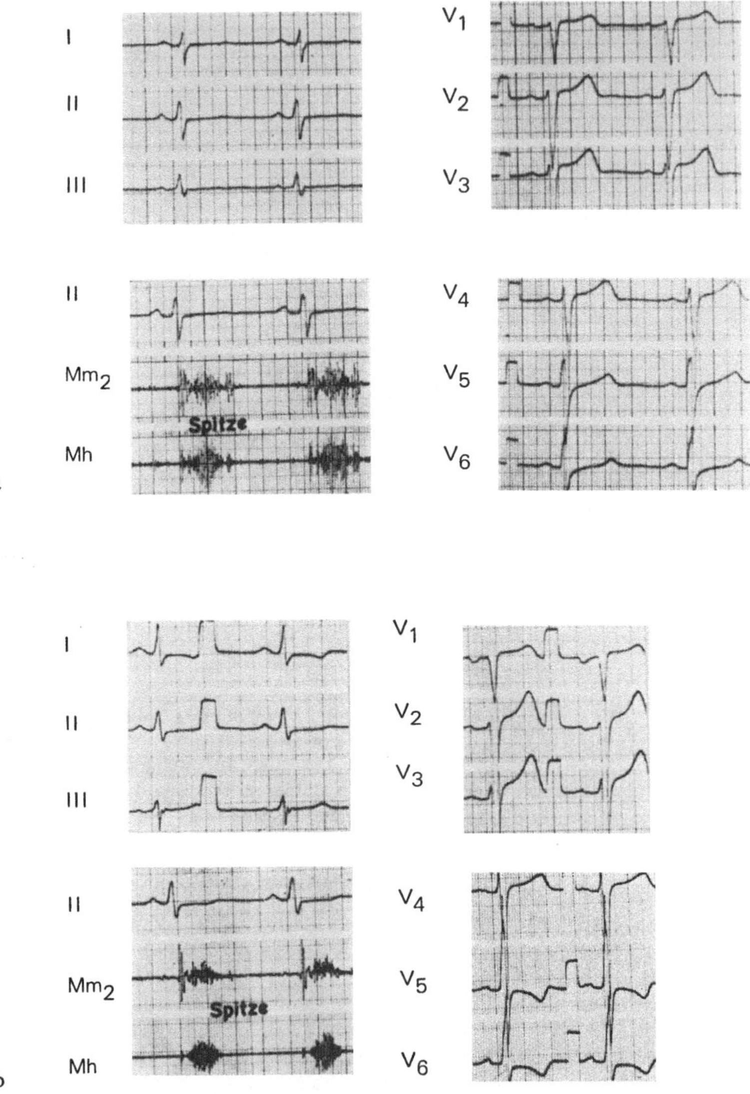

Abb. 10. B. U., geb. 4. 9. 1941. Oben: 1964. S1/S2-Typ. Diskrete Hinweise auf Linkshypertrophie (tiefes S in $V_2 \cdot$ R/S-Zone nach links verlagert). Geringe Störungen des Erregungsrückganges nur in den Extremitäten-Ableitungen. Phonokardiogramm: Typisches mesosystolisches spindelförmiges Geräusch. Unten: 1966. Phonokardiogramm unverändert. EKG: Linkstyp, P-sinistrokardiale, Linkshypertrophie, Erregungsrückbildungsstörungen linkspräcordial. Gleicher Patient wie Abb. 11 a u. b

9. Postoperative EKG-Veränderungen

3 Patienten wurden nach der Methode von KIRKLIN (1961) operiert (Ventriculotomie links, Ausschneiden der hypertrophierten Ausflußbahn). Bei einem dieser Patienten trat postoperativ ein kompletter Linksschenkelblock auf, eine weitere Patientin wies nach der Herzoperation eine Zunahme der QRS-Dauer und Linksverspätung auf [Operationsmethode modifiziert nach KIRKLIN (1961)]; von einer unmittelbar nach der Operation verstorbenen Patientin liegen keine postoperativen Vergleichs-EKG vor. Bei 2 Patienten wurde die Herzoperation nach der Methode von TRIMBLE u. BIGELOW (1964) durchgeführt (Eröffnung der Aorta durch einen Querschnitt; quere Durchtrennung des hypertrophierten Muskelwulstes). Ein Patient zeigte postoperativ neben den typischen Zeichen einer Außenschichtschädigung einen passageren partiellen Linksschenkelblock mit Abdrehung des QRS-Vektors nach links auf über $-30°$; ein weiterer nach dieser Methode operierter Patient verstarb unmittelbar nach der Herzoperation. An 3 Patienten wurde ein operativer Eingriff sowohl nach der Methode von COOLEY (1967) (Eröffnung des rechten Ventrikels, Septektomie) als auch nach den Angaben von TRIMBLE u. BIGELOW (1964) durchgeführt. 2 auf diese Weise operierte Patienten hatten postoperativ einen kompletten Rechtsschenkelblock sowie einen partiellen Linksschenkelblock (Abdrehung des QRS-Vektors nach links auf über $-30°$; Abb. 11 a u. b); bei einem Patienten verschwanden postoperativ pathologische Q-Zacken in V2 bei gleichzeitiger Ausbildung einer R-Zacke in V2 und Erhöhung der R-Zacke in V1 (Abb. 12 a u. b).

10. Zusammenfassende Betrachtung der elektrokardiographischen Veränderungen

Sämtliche Elektrokardiogramme unserer 47 Patienten waren abnorm. Den häufigsten pathologischen Befund stellte eine Störung des Erregungsrückganges dar, die bei 42 Patienten nachweisbar war; nur 5mal war der Kammerendteil unauffällig, 1 Patient davon wies jedoch eine Verlängerung der QT-Dauer auf. 27 Patienten hatten deutliche Zeichen einer linksseitigen Kammerhypertrophie mit Erhöhung des Sokolowindex auf über 3,5 mV; 9mal war gleichzeitig der obere Umschlagspunkt über dem linken Präcordium verspätet (QR-Intervall in V6 größer als 0,05 sec). 14 der Patienten mit Zeichen der Linkshypertrophie wiesen eine Abweichung der QRS-Achse nach links, im Sinne eines Linkstyps bzw. überdrehten Linkstyps auf. Die Zeichen der Linkshypertrophie waren in allen Fällen außer einem mit einer deutlichen Störung des Erregungsrückganges verbunden, 8mal bestand gleichzeitig eine Verlängerung der QT-Zeit. Alle Patienten mit erhöhtem Sokolow-Index waren dem Schweregrad II und III zuzuordnen (Schweregrad II 22 Patienten, Schweregrad III 5 Patienten). Der ventriculo-arterielle Druckgradient war bei den Patienten mit erhöhtem Sokolow-Index deutlich größer ($73,04 \pm 58,73 \pm 12,24$ mm Hg[1]) als bei den übrigen Patienten ($31,78 \pm 31,04 \pm 8,29$ mm Hg; $p < 0,025$). Dies stimmt mit den Angaben von

---

[1] Die hinter $\pm$ angegebenen Zahlen bedeuten die Standardabweichung des Einzelwertes und des Mittelwertes.

3*

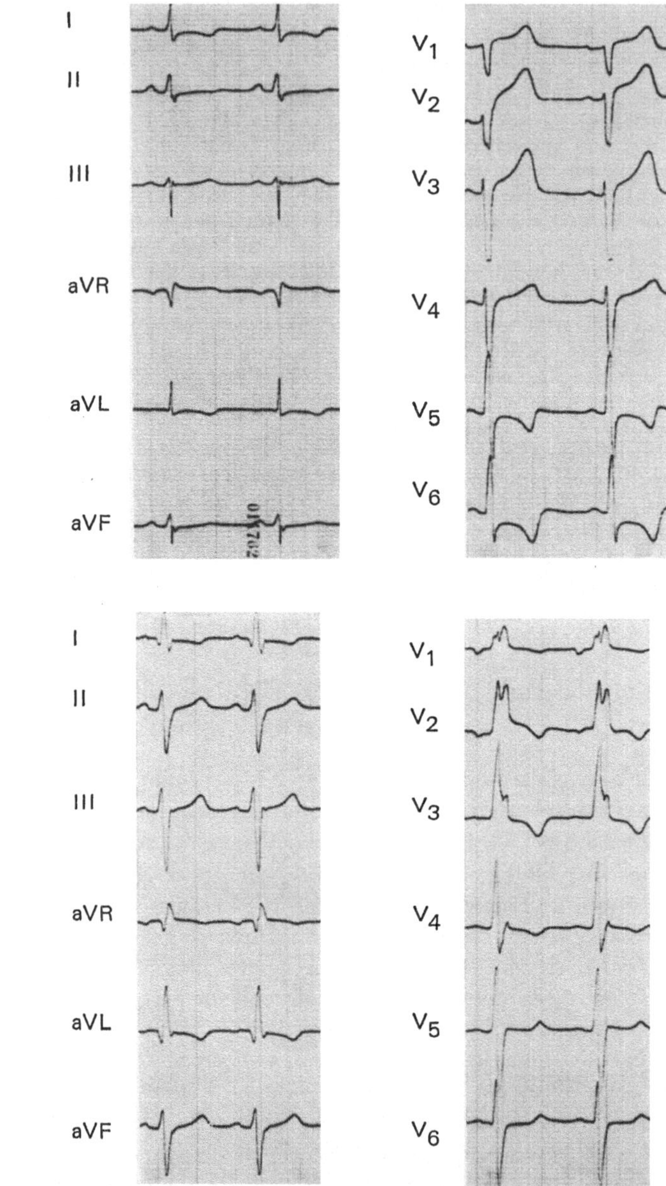

Abb. 11. Gleicher Patient wie Abb. 10; klinischer Schweregrad III, Druckgradient im linken Ausflußtrakt 65 mm Hg. a Präoperatives EKG vom 25. 8. 1967: Sinusrhythmus, Linkstyp, anged. P-dextrokardiale, Hinweise auf Linkshypertrophie, deutliche Störung des Erregungsrückganges linkspräcordial. b Postoperatives EKG vom 12. 12. 1968 (Operation am 7. 10. 1968: Septektomie nach Cooley, Ventrikulotomie nach Bigelow): Sinusrhythmus, überdrehter Linkstyp, kompletter Rechtsschenkelblock

FRANK u. BRAUNWALD (1958) überein, die bei den Patienten mit den Zeichen der Linkshypertrophie einen mittleren ventriculo-arteriellen Druckgradienten von $62,1 \pm 4,8$ mm Hg gegenüber einem Wert von $36,2 \pm 6,8$ mm Hg bei Patienten ohne Linkshypertrophiezeichen ermittelten. Zeichen einer Belastung des linken Vorhofs waren bei 11 Patienten vorhanden. Bei 10 der 11 Patienten mit einem P-sinistrokardiale wurden Druckmessungen im linken Vorhof bzw. der Pulmonal-Capillare durchgeführt; 6mal waren die Mitteldruckwerte deutlich erhöht (maximal 28 mm Hg), bei 2 Patienten waren die Meßwerte im oberen Normbereich (11—12 mm Hg), nur in 2 Fällen waren sie normal (Mittelwert $17,10 \pm 7,10 \pm 2,24$ mm Hg). Die Höhe der a-Welle im Druckablauf des linken Vorhofes bzw. der Pulmonal-Capillare betrug im Mittel $28,30 \pm 10,47 \pm 3,31$ mm Hg gegenüber $18,79 \pm 7,02 \pm 1,30$ mm Hg bei den Patienten ohne elektrokardiographische Zeichen einer Belastung des linken Vorhofes ($p < 0,005$). 7 der 11 Patienten mit P-mitrale wiesen eine Vergrößerung des linken Vorhofes im Rö-Bild auf; bei 7 dieser Patienten konnte angiokardiographisch eine Mitralinsuffizienz nachgewiesen werden.

Nur 5 der 9 Patienten mit P-dextrokardiale wiesen eine Erhöhung des Mitteldruckes im rechten Vorhof auf, eine Tricuspidalinsuffizienz lag in keinem dieser Fälle vor. Mittelwert $5,50 \pm 2,77 \pm 0,98$ mm Hg; der Mitteldruck im rechten Vorhof war gegenüber den Patienten ohne P-dextrokardiale nicht signifikant erhöht (Mittelwert $5,24 \pm 2,73 \pm 0,47$ mm Hg). Die a-Welle des rechten Vorhofdruckes betrug bei den Patienten mit P-dextrokardiale im Mittel $11,25 \pm 3,88 \pm 1,37$ mm Hg gegenüber $10,03 \pm 3,90 \pm 0,67$ mm Hg bei den Patienten ohne P-dextrokardiale, ein signifikanter Druckunterschied lag nicht vor. Lediglich bei einem Patienten mit P-dextrokardiale war röntgenologisch eine Vergrößerung des rechten Vorhofes zu erkennen. Eine Korrelation zwischen den Hinweisen auf eine rechtsseitige Vorhofshyertrophie im EKG und den rechtsseitigen Vorhofsdruckwerten sowie den röntgenologischen Hinweisen auf eine Vergrößerung des rechten Vorhofes konnte nicht festgestellt werden. Es muß daher diskutiert werden, ob bei dem EKG-Bild des P-dextrokardiale nicht Einflüsse eines wechselnden Sympatikotonus wirksam sind (HOLZMANN, 1965), zumal bei den 7 Fällen mit inkonstantem P-dextrokardiale bei Verschwinden der P-Überhöhung in Ableitung II, III und aVF die Herzfrequenz um etwa $20^0/_0$ niedriger lag.

In 2 Fällen lag eine a.v. Überleitungsstörung I. Grades vor, sie war einmal mit rezidivierenden Sinustachykardien kombiniert. Bei 2 Patienten trat im Endstadium der Erkrankung Vorhofflimmern auf; in Übereinstimmung mit den Literaturangaben (FRANK u. BRAUNWALD, 1968) scheint ebenso wie bei der organisch fixierten Aortenstenose das Auftreten von Vorhofflimmern ein prognostisch ungünstiges Zeichen darzustellen.

Den ungewöhnlichsten elektrokardiographischen Befund stellten pathologische Q-Zacken dar, die bei 24 unserer Patienten nachweisbar waren. Die

Häufigkeit der pathologischen Q-Zacken in unserem Krankengut entspricht ungefähr den Angaben von FRANK u. BRAUNWALD (1968), die bei 69 von 126 Fällen diesen Befund erheben konnten. Bei 3 unserer Patienten ergab sich im Laufe der Beobachtung eine Verkleinerung oder ein Verschwinden der pathologischen Q-Zacken, wie dies auch von BRAUDO et al. (1964) sowie von FRANK u. BRAUNWALD (1968) angegeben wurde.

Elektrokardiographische Bilder bei obstruktiver Kardiomyopathie, die einem Myokardinfarkt entsprechen, wurden von einer Vielzahl von Untersuchern beschrieben (BRAUDO et al., 1964; BRAUNWALD et al., 1964; HARM-JANZ et al., 1967; HEINRICH, 1967; MEERSCHWAM, 1969; OBERWITTLER, 1965; PRESCOTT, 1961; WIGLE, 1966). Die überwiegende Mehrzahl unserer Patienten mit pathologischem Q-Zacken waren dem klinischen Schweregrad II zuzuordnen, pathologische Q-Zacken kamen jedoch auch bei Patienten ohne jegliche Beschwerden ebenso vor wie bei Patienten, die dem klinischen Schweregrad III und IV angehörten. Eine Korrelation zwischen pathologischen Q-Zacken und der Höhe des ventriculo-arteriellen Druckgradienten war bei unseren Patienten nicht festzustellen. Von den 18 Fällen mit pathologischen Q-Zacken, bei denen der linke Ventrikel sondiert wurde, wiesen 4 Patienten einen Druckgradienten im Ausflußtrakt des linken Ventrikels von über 100 mm Hg auf (maximal 190 mm Hg), 8 Patienten hatten einen Gradienten von 30—50 mm Hg und 4 Patienten von 0—30 mm Hg. Bei einem Patienten entsprach der linksseitige systolische Ventrikeldruck an allen erreichten Positionen dem systolischen Aortendruck, desgleichen bei der Kontrolluntersuchung eines weiteren Patienten, bei dem 1 Jahr vorher ein Druckgradient von 40 mm Hg im linken Ausflußtrakt gemessen worden war. Ein signifikanter Unterschied der Druckgradienten gegenüber den Patienten ohne pathologische Q-Zacken ließ sich nicht nachweisen (53,33 ± 50,49 ± 11,90 mm Hg gegenüber 56,95 ± 53,57 ± 11,71 mm Hg). Die beschriebenen pathologischen Q-Zacken sind somit nicht geeignet, den Schweregrad der obstruktiven Kardiomyopathie zu klassifizieren.

Da der initiale Partialvektor der Kammeranfangsgruppe die Aktivation des Kammerseptums repräsentiert und bei der h. o. K. als charakteristisches Krankheitsmerkmal eine Septumhypertrophie vorliegt, ist es naheliegend, pathologisch ausgebildete Q-Zacken auf die Hypertrophie des Kammerseptums zurückzuführen (BRAUDO et al., 1964; BRAUNWALD et al., 1964; GOODWIN et al., 1960; OBERWITTLER et al., 1965; PRESCOTT et al., 1963; WIGLE et al., 1966).

Die pathologische Q-Zacke ist bei diesem Krankheitsbild somit nicht wie nach einem Myokardinfarkt auf einen Potentialausfall infolge elektrischer Inaktivität eines nekrotischen bzw. narbigen Muskelbezirkes zurückzuführen, sondern wahrscheinlich auf einen Potentialzuwachs durch umschriebene Muskelhypertrophie, wie dies von OBERWITTLER et al. (1965) anhand von vektorkardiographischen Untersuchungen erstmals herausgestellt wurde.

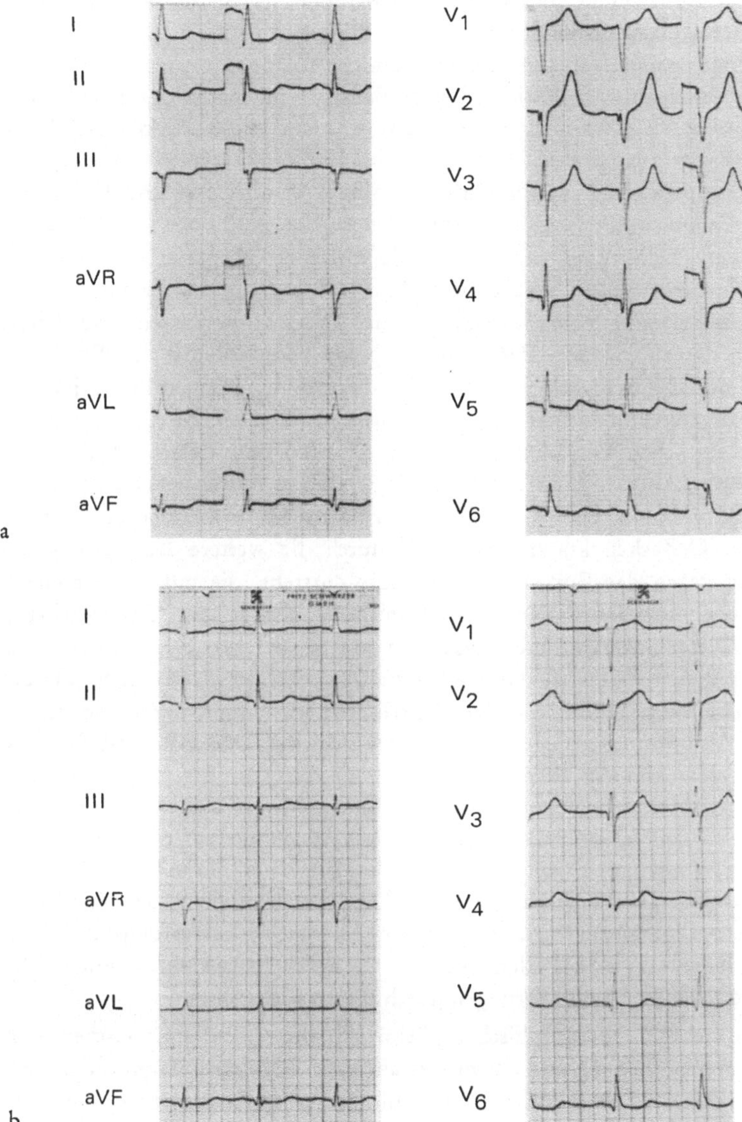

Abb. 12. a A. H.-G., geb. 26. 7. 1931; klinischer Schweregrad IV, Druckgradient im linken Ausflußtrakt 40 mm Hg. Pröoperatives EKG vom 14. 2. 1967: Sinusrhythmus, Linkstyp, pathologisches Q in V_2 bis V_4; deutliche Störung des Erregungsrückganges linkspräcordial. b Postoperatives EKG vom 17. 9. 1968 (Operation am 28. 8. 1967): Septektomie nach Cooley, Ventrikulotomie nach Bigelow): Sinusrhythmus, Linkstyp, deutliche Störung des Erregungsrückganges linksprä-cordial. Verschwinden der Q-Zacke in V_2, Zunahme der R-Zacke in V_1 u. V_2

Für diese Anschauung spricht neben dem überwiegend jugendlichen Alter der Patienten, der fehlenden typischen Anamnese und den bei der Angiokardiographie unauffälligen eher weitlumigen Coronararterien die Tatsache, daß bei einem unserer Patienten postoperativ eine pathologische Q-Zacke in Ableitung V2 nicht mehr nachweisbar war und die R-Zacken in V1 und V2 höher geworden waren (Abb. 12 a u. b). Ein Verschwinden von Q-Zacken nach Herzoperationen wurde auch von WIGLE et al. (1964 und 1966) mitgeteilt. DURRER (1968) gibt für die Genese der pathologischen Q-Zacken eine andere Erklärung. Er konnte mit Hilfe einer speziellen unipolaren Elektrode den genauen zeitlichen Ablauf der elektrischen Erregung durch die Ventrikelwand vom Endokard zum Epikard verfolgen und leitete synchron die elektrischen Potentiale unipolar vom Epikard ab. Normalerweise nimmt die Erregung von den subendokardial gelegenen Purkinjefasern ihren Ausgang und breitet sich in Richtung zum Epikard aus. Bei einem genauen zeitlichen Vergleich der intramyokardial und epikardial abgeleiteten Erregungsabläufe fand DURRER (1968), daß es durch die Depolarisation der Purkinjefasern und der subendokardialen Muskelbündel zur Ausbildung der Q-Zacken kommt, während durch die weitere Ausbreitung der Erregung gegen das Epikard die R-Zacke entsteht, die mit der Depolarisation der subepikardialen Muskelschichten abrupt zur Isoelektrischen abfällt. Dieser normale Erregungsablauf soll bei der h. o. K. verändert sein, da es in diesen Fällen zu einer gleichzeitigen Erregung von mehr als der Hälfte der inneren Schichten der Ventrikelwand kommt, der sich dann die weitere Ausbreitung gegen das Epikard anschließt. Dadurch wird die Ausbildung einer abnorm tiefen und breiten Q-Zacke in der unipolaren, epikardialen Ableitung und eine schmalere und geringer ausgeprägte R-Zacke bewirkt. Diese Interpretation stützt sich allerdings nur auf die Beobachtung bei einem Patienten. Es bleibt abzuwarten, ob dieser Befund durch weitere Untersuchungen bestätigt werden kann. Die Reduktion, bzw. das Verschwinden von pathologischen Q-Zacken kurze Zeit nach einer erfolgreichen operativen Korrektur von Fällen mit h. o. K. spricht gegen ein alleiniges Zustandekommen der Veränderungen durch diesen Mechanismus.

Rein elektrokardiographisch ist bezüglich der Q-Zacken zwischen Veränderungen bei h. o. K. und einem Zustand nach Myokardinfarkt nicht sicher zu differenzieren. Der Nachweis pathologischer Q-Zacken, bzw. eines Infarktbildes im EKG erweist sich somit als ein wertvoller Hinweis auf das Vorliegen einer h. o. K. Allerdings wurden entsprechende EKG-Veränderungen auch vereinzelt bei Patienten mit idiopathischer Herzhypertrophie gefunden (FOWLER, 1965; PRESCOTT, 1963; PRUITT, 1962; SEGAL et al., 1965; SPODICK et al., 1958); möglicherweise sind unter diesen Fällen jedoch Patienten mit unerkannter h. o. K. enthalten, da in zahlreichen Fällen exakte Untersuchungsbefunde fehlen.

Bei 13 unserer Patienten waren linkspräcordial keine Q-Zacken nachweisbar. Nur diskret ausgeprägte Q-Zacken und ihr Fehlen in den linkspräcordialen Ableitungen sind ein Phänomen, das bei Linkshypertrophie unterschiedlicher Ursache häufig beobachtet wird (BRYANT et al., 1953; CABRERA et al., 1960). Auch bei h. o. K. ist u. E. anzunehmen, daß das Fehlen oder Verschwinden von Q-Zacken in den linkspräcordialen Ableitungen auf den Potentialzuwachs durch Hypertrophie der freien Ventrikelwand zurückzuführen ist (BRAUDO et al., 1964). Dies entspricht unseren Beobachtungen bei 45 unausgewählten Patienten mit durch Herzkatheteruntersuchungen gesicherter valvulärer, subvalvulärer oder supravalvulärer Aortenstenose höheren Schweregrades (systolischer ventriculo-arterieller Druckgradient größer als 70 mm Hg); bei 7 der 45 Patienten fehlten in den linkspräcordialen Ableitungen sowie in I und aVL die Q-Zacken, 7 weitere Patienten hatten bei fehlenden Q-Zacken linkspräcordial lediglich ganz diskret ausgebildete Q-Zacken in I und aVL.

Auch bei 47 unausgewählten Patienten mit arterieller Hypertonie fehlten in 9 Fällen in den linkspräcordialen Ableitungen die Q-Zacken. Inwieweit bezüglich des Fehlens der Q-Zacken linkspräcordial bei h. o. K. zusätzlich ein Mechanismus nach Art einer Septumfibrose (BURCH et al., 1960) oder eine Leitungsstörung des linken Tawara-Schenkels bei inkomplettem Linksschenkelblock (BRYANT et al., 1953) oder eine proximale Leitungsstörung mit initial-positiver Kammeranfangsschwankung in Ableitung I, aVL sowie V5 und V6 (HILMER, 1966) wirksam ist, kann nicht entschieden werden. COYNE (1968) diskutiert als gemeinsame Ursache für Verstärkung oder Fehlen von Q-Zacken intramurale Leitungsstörungen im hypertrophierten Kammerseptum; HARMJANZ et al. (1967) nehmen bei dem Fehlen von Q-Zacken in den linkspräcordialen Ableitungen eine überwiegende Lokalisation der Septumhypertrophie im Spitzenbereich an.

Ein typisches WPW-Syndrom mit Verkürzung der PQ-Zeit, δ-Wellen und QRS-Verbreiterung haben wir im Gegensatz zu den Literaturangaben (BRAUNWALD et al., 1964; FRANK u. BRAUNWALD, 1968; OBERWITTLER et al., 1965; PARSI et al., 1966; SHABETAI et al., 1963) nicht nachweisen können. Bei den in unserem Krankengut festgestellten angedeuteten δ-Wellen handelt es sich wahrscheinlich nicht um einen Befund, der auf eine umschriebene Septumhypertrophie zurückzuführen ist, sondern um intraseptale Erregungsausbreitungsstörungen in Zusammenhang mit einer ausgeprägten linksventrikulären Hypertrophie, da wir träge ansteigende R-Zacken auch bei 7 der 45 Patienten mit organischer Aortenstenose fanden. Bei den 47 Patienten mit arterieller Hypertonie waren in 3 Fällen ebenfalls träge ansteigende R-Zacken zu erkennen. Das Ausschneiden der hypertrophierten Ausflußbahn des linken Ventrikels bei linksseitiger Ventriculotomie (KIRKLIN et al., 1961) führte bei 2 Patienten zu einer Leitungsstörung des linken Tawara-Schenkels (kompletter Linksschenkelblock (Abb. 6 a, b), stärkere Linksverspätung). 2 nach der Operationsmethode von Trimble u. Bigelow (1964) operierte Patienten wiesen postoperativ einen überdrehten Linkstyp auf. Bei dieser Operationsmethode wird von der eröffneten Aorta aus durch eine Inzision zwischen der linken und rechten koronaren Aortenklappe eine Ventrikulomyotomie durchgeführt. Dabei werden die unmittelbar unter der Klappenebene gelegenen anterioren und superioren Aufzweigungen des linken Tawara-Schenkels durchtrennt (Wigle et al., 1966). Wie bei dem anteroseptalen Vorderwandinfarkt mit Periinfarktblock wird dadurch der QRS-Vektor nach posterobasal abgelenkt, so daß eine Abdrehung des Summationsvektors in der Frontalebene zum überdrehten Linkstyp eintritt. Bei einem weiteren Patienten war die Schädigung des gleichen Reizleitungsabschnittes reversibel (passagere Abdrehung der QRS-Achse nach links), in einem Fall war es infolge des postoperativ unveränderten Lagetyps offensichtlich nicht zu einer Verletzung des anterior-superior gerichteten Anteils des linken Tawara-Schenkels gekommen. Das Auftreten eines kompletten Rechtsschenkelblocks bei 2 der Patienten, die nach der von Cooley et al. (1967) angegebenen Methode operiert wurden, ist durch die dabei vorgenommene Resektion des Kammerseptums von der rechten Ventrikelhöhle aus verständlich (Abb. 11 a, b). Bei einem Patienten, bei dem sowohl eine Septektomie nach Cooley (1967), als auch eine Ventriculomyotomie nach Trimble et al. (1964) durchgeführt wurde, trat postoperativ entgegen den Erwartungen weder eine Abdrehung der QRS-Achse nach links, noch ein kompletter Rechtsschenkelblock auf. Auffälligerweise verschwanden jedoch pathologische Q-Zacken in Ableitung V2 bei gleichzeitiger Erhöhung der R-Zacke in V1; es ist naheliegend, diese Veränderungen auf die Resektion des hypertrophischen Kammerseptums zurückzuführen.

Zusammenfassend kann festgestellt werden, daß das Elektrokardiogramm bei der h. o. K. fast immer abnorm ist, individuell bietet sich bei dieser Erkrankung aber ein breites Spektrum unterschiedlicher elektrokardiographischer Phänomene. EKG-Veränderungen, die für eine h. o. K. pathognomonisch sind, gibt es nicht. Pathologische Q-Zacken können jedoch im Zusammenhang mit dem klinischen Befund wertvolle diagnostische Hinweise geben. Eine Korrelation zwischen Q-Zacken und dem klinischen Schweregrad bzw. der Höhe des systolischen Druckgradienten besteht nicht. Dagegen finden sich Zeichen der linksventrikulären Kammerhypertrophie und linken Vorhofsüberlastung vorwiegend bei den Patienten mit höheren Schweregraden. Das Auftreten von Vorhofflimmern ist als prognostisch ungünstig zu bewerten. Die postoperativen EKG-Veränderungen sind in der Regel durch Leitungsstörungen in den Tawara-Schenkeln charakterisiert. Das postoperative Verschwinden von pathologischen Q-Zacken ist wahrscheinlich auf die Resektion des hypertrophischen Kammerseptums zurückzuführen. Bei einer Anzahl von Operationsverfahren muß es aus anatomischen Gründen zum Auftreten von Schenkelblockbildern kommen.

X. Konventionelle Röntgenbefunde

Die Herzkonfiguration ist auf den konventionellen Aufnahmen im sagittalen und frontalen Strahlengang nicht einheitlich. Man findet harmonisch geformte, mitralkonfigurierte und aortalkonfigurierte Herzen (Abb. 13, 14, 20, 26, 27). Das Herz kann dabei normal groß, aber auch vergrößert sein. Die Größe des Herzens kann, wenn die Möglichkeit zur exakten röntgenologischen Volumenbestimmung nicht besteht, durch Ausmessung des kardiothorakalen Index abgeschätzt werden. In der Serie von Braunwald et al. (1964) schwankte der kardiothorakale Index zwischen 0,40 bis 0,62. Bei 31 Patienten (49%) war er in normalen Grenzen ($<$ 0,50). Bei den restlichen 33 Patienten war das Herz verbreitert. Diese Verbreiterung korrelierte weder mit dem Alter der Patienten, noch mit der familiären oder der sporadischen Form. Es bestand auch keine Beziehung zu der Höhe des systolischen Druckgradienten, auch nicht zum klinischen Schweregrad des Vitiums. Braunwald et al. (1964) zeigen 2 Röntgenbilder von Patienten mit dem klinischen Schweregrad IV, die beide plötzlich verstarben. Die Herzgröße des einen Patienten war regelrecht, während das andere Herz beträchtlich dilatiert war. Der erste Patient hatte einen ventriculo-aortalen Druckgradienten von 74 mm Hg, der andere nur von 10 mm Hg.

Nach den Angaben von Wigle et al. (1962) schwankte der kardiothorakale Index bei 10 Patienten zwischen 0,45 bis 0,62. Stampbach u. Senn (1962) bestimmten das gesamte röntgenologische Herzvolumen und fanden Werte zwischen 460 bis 720 ml/m², Bevegard et al. (1962) zwischen 460 und 990 ml/m² (Mittelwert 700 ml/m²).

Inzwischen berichteten Frank u. Braunwald (1968) über ihr Kollektiv von 126 Patienten. Davon hatten 38 Patienten (30%) ein normal großes Herz. Bei 37 (29%) war es leicht, bei 43 (34%) mäßig und bei 8 Patienten (7%) beträchtlich vergrößert. Das entspricht den Angaben von Steiner (1964). Im Gegensatz zu früheren Befunden berichten Frank u. Braunwald (1968) von einer Korrelation zwischen Herzgröße und dem ventriculo-aortalen Druckgradienten, der bei den mäßig bis stark vergrößerten Herzen 67,7 ± 6,8 mm Hg, bei leicht vergrößerten 51,3 ± 6,9 mm Hg und bei den normal großen Herzen 42,0 ± 6,4 mm Hg betrug.

Der *linke Ventrikel* ist in der Regel in unterschiedlichem Ausmaß vergrößert. Braunwald et al. (1964) fanden nur bei 5 ihrer 64 Patienten eine normal große linke Herzkammer, was den Befunden zahlreicher anderer Untersucher entspricht (Menges et al., 1961; Wigle et al., 1962; Manchester, 1963; Goodwin, 1960; Cohen et al., 1964; Calvin et al., 1962; Stampbach et al., 1962; Brent et al., 1960; Hansen et al., 1962; Bevegard et al., 1962; Soulié et al., 1962).

Nach den Angaben von Braunwald et al. (1964) war diese Dilatation unabhängig vom Alter der Patienten, auch bestanden keine Zusammenhänge

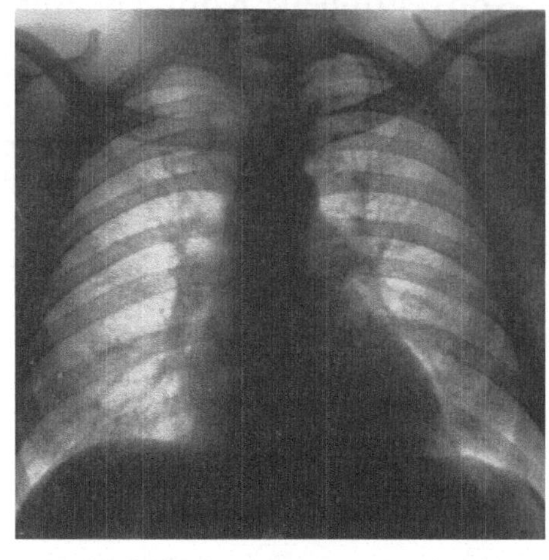

a

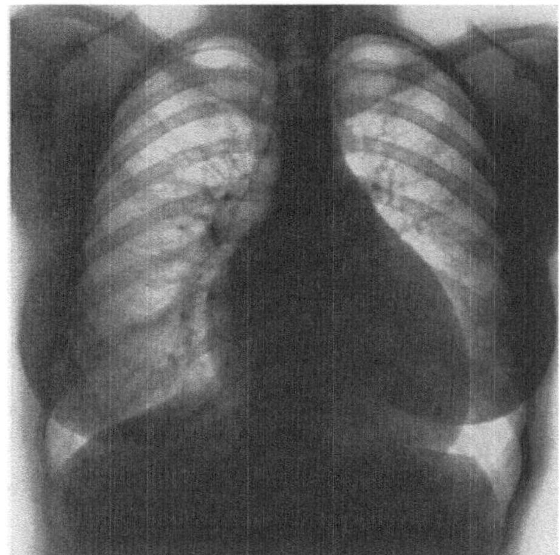

b

Abb. 13 a—d. Verschiedene Herzkonfigurationen bei Patienten mit obstruktiver Kardiomyopathie

mit der Höhe des systolischen Druckgradienten, mit der Höhe des systolischen Ventrikeldruckes oder mit dem klinischen Schweregrad der Patienten. Diese frühere Meinung von BRAUNWALD et al. (1964) wurde aber in einer kürzlichen Veröffentlichung (FRANK u. BRAUNWALD, 1968) dahingehend revidiert, daß die Herzvergrößerung in etwa mit dem ventriculo-aortalen Druckgradienten korreliert.

Die Konfiguration des vergrößerten linken Ventrikels variiert ganz beträchtlich. Sie reicht von der typisch aortalen Umformung mit tief einschnürender Herztaille (selten) bis zu sehr plumpen Herzformen, wie man

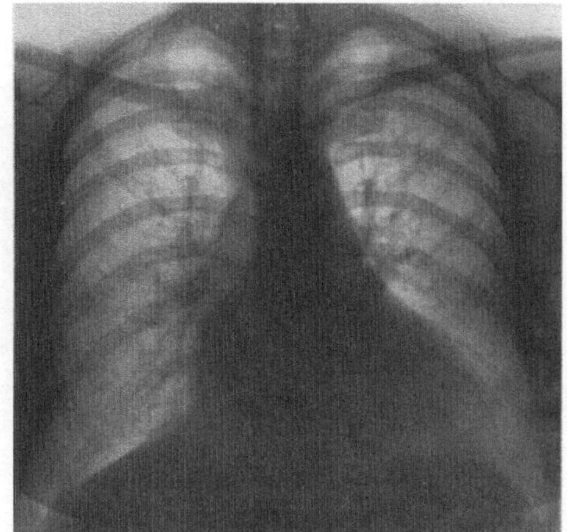

Abb. 13 c u. d

sie bei einer myopathischen Erweiterung oder bei Mitralinsuffizienz antrifft. Auffällig ist häufig eine etwas ungewöhnliche Prominenz des sog. 4. Herzrandbogens (Ventrikelbogens), der sich deutlich vorwölben kann (Abb. 13).

Linker Vorhof: Diese Herzhöhle ist in der Regel mäßig bis beträchtlich erweitert. Bei BRAUNWALD et al. (1964) wiesen nur 14 von 64 Patienten einen normal großen linken Vorhof auf. Es bestand ebenfalls kein Zusammenhang mit dem Alter der Patienten oder der Druckhöhe im linken Vorhof. Allerdings war bei den Patienten mit dem Schweregrad IV der linke Vorhof immer vergrößert, auch die Patienten mit Mitralinsuffizienz hatten immer eine Vorhoferweiterung.

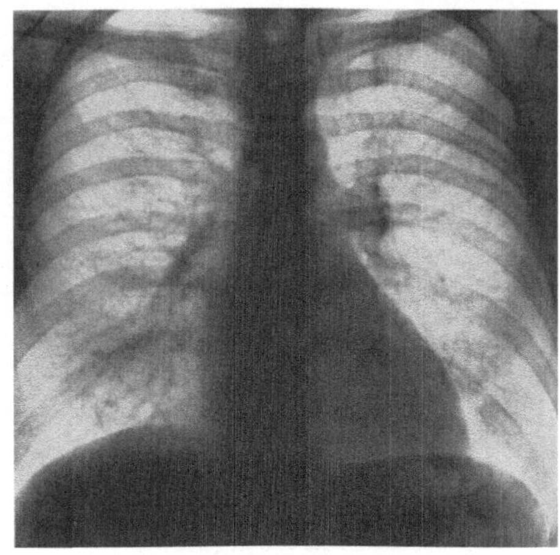

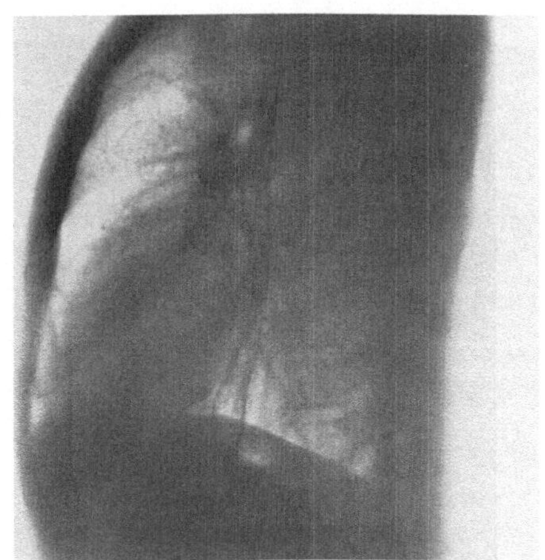

Abb. 14 a u. b. Im sagittalen Strahlengang (a) normal großes, etwas linksbetontes Herz. Keine vitientypische Umformung. Im frontalen Strahlengang (b) geringfügige Impression des Oesophagus durch einen leicht vergrößerten linken Vorhof infolge Mitralinsuffizienz

WIGLE et al. (1967) beschreiben eine Dilatation bei 9 von 10 Patienten, STAMPBACH et al. (1962) bei 5 von 7, MENGES et al. (1961) bei 3 von 8 und SOULIÉ et al. (1962) bei 3 Patienten, die alle eine Mitralinsuffizienz aufwiesen.

Aorta: Im Gegensatz zu der valvulären Aortenstenose ist die Aorta ascendens bei der h. o. K. in der Regel nicht erweitert. Dies ist ein wesentliches röntgenologisches Unterscheidungsmerkmal. Nur bei 3 der 64 Patienten von Braunwald et al. (1964) wurde eine leicht erweiterte Aorta gefunden, es handelte sich dabei um ältere Patienten. Nordenström u. Ovenfors (1962) fanden eine leichte angiographisch nachgewiesene Erweiterung bei 2 von 6 Patienten, Paré et al. (1961) vermuten sogar, daß die Aorta oftmals schmaler sei als normal.

Rechter Ventrikel: In etwa der Hälfte der Fälle ist mit einer mehr oder weniger ausgeprägten Vergrößerung des rechten Ventrikels zu rechnen. Eine Korrelation mit dem intraventrikulären Druck oder einem evtl. ventriculo-pulmonalen Druckgradienten besteht nicht. Bevegard et al. (1962) fanden bei 5 von 8 Patienten eine Erweiterung des rechten Ventrikels, Wigle et al. (1962) dagegen nur bei einem ihrer 10 Patienten.

Rechter Vorhof: Trotz des oftmals erhöhten Vorhofdruckes (s. Abschnitt Hämodynamik) ist eine auffallende Vergrößerung dieses Herzabschnittes nicht häufig. Allerdings wird eine Prominenz des rechten Herzrandes auch nicht ganz selten beobachtet. Bei beträchtlicher Druckerhöhung im rechten Ventrikel kann sich in vereinzelten Fällen einmal eine Tricuspidalinsuffizienz entwickeln, die dann zu einer stärkeren Dilatation des rechten Vorhofes führt. Goodwin et al. (1960) beschrieben eine Erweiterung des rechten Vorhofes bei 6 von 9 Patienten, Nordenström u. Ovenfors (1962) bei 4 von 8 Fällen. Bei 2 unserer 47 Patienten konnte angiokardiographisch eine mäßig ausgeprägte Tricuspidalinsuffizienz nachgewiesen werden. Beide Patienten hatten eine Druckerhöhung im rechten Ventrikel infolge einer Ausflußbahnobstruktion rechts.

Frank u. Braunwald (1968) verfolgten 87 Patienten über insges. 257,7 Patientenjahre. Dabei zeigte die Herzgröße bei 65 Patienten (75%) keine Änderung, bei 2 Patienten verkleinerte sich das Herz (2%), während bei 20 Patienten die Herzgröße zunahm (23%). Bei 11 dieser Patienten kam es auch zu einer klinischen Verschlechterung.

XI. Angiokardiographie

Zur Abschätzung des Ausmaßes der Myokardhypertrophie und zur Feststellung der Lokalisation der Stenose und der allgemeinen anatomischen Veränderungen in den Ventrikelhöhlen und im Bereich des Septums ist die Kontrastdarstellung des linken, noch besser aber beider Ventrikel unerläßlich. Den genauesten Einblick in die pathologische Anatomie der Ventrikelhöhlen und des Septums bekommt man durch die Angiokardiographie des linken und rechten Ventrikels in kurzen zeitlichen Abständen bei unveränderten Projektionsbedingungen, wie das von Harmjanz et al. (1967) erstmalig durchgeführt wurde. Hierdurch ist eine lokalisatorische Zuordnung der Bilder des rechten und linken Ventrikels möglich. Trotz einer gewissen Verkantung sind recht aufschlußreiche Feststellungen über Ausmaß, Lokalisation und funktionelle Rückwirkungen der Septumhypertrophie möglich (Abb. 25).

Die Kontrastmittelinjektionen können auf dem transseptalen oder dem retrograden Wege durchgeführt werden. Wegen der in der Regel engen linksseitigen Ventrikelhöhle ist die Gefahr einer intramyokardialen Injektion über den transseptalen Katheter relativ groß. Wir erlebten diesen Zwischenfall einmal, BRAUNWALD et al. (1964) berichten über 6 Fälle mit intramyokardialer Injektion ohne Angabe, ob auf transseptalem oder retrogradem Weg.

Wir empfehlen, wenn eben möglich, die Kontrastmittelinjektion über einen retrograd eingeführten Katheter vorzunehmen, da wir bei diesem Vorgehen bei insgesamt 47 linksventrikulären Injektionen keinen ernsthaften Zwischenfall erlebten.

Angiokardiographie des linken Ventrikels: Der eindrucksvollste Befund ist die ungewöhnliche Hypertrophie der freien Wand des linken Ventrikels, sowie die bizarre Verformung der Ventrikelhöhle (Abb. 15, 16, 17, 21, 22). Während normalerweise auch bei hypertrophierten Herzen, wie z. B. infolge von organischen Aortenstenosen, die Ventrikelhöhlen in Diastole eine relativ glattrandige Begrenzung aufweisen, sind sie bei der h. o. K. sowohl in Diastole, als vor allem in Systole völlig unregelmäßig konturiert. Sie weisen tief einschnürende Muskelwülste in Form von Füllungsdefekten und schmalen Kontrastmitteltaschen auf, die von der freien Höhle gelegentlich völlig abgeschnürt sein können. Manche Füllungsdefekte an der Vorderwand und nahe dem Septum kommen durch die massive Hypertrophie der Papillarmuskeln zustande. Die unregelmäßigen Konturierungen sind durch die starke Hypertrophie der Trabecularmuskulatur bedingt. Auffallend ist in den meisten Fällen eine Abknickung der Ventrikelachse sowohl in der sagittalen, als auch in der frontalen Projektion. Während normalerweise in beiden Ebenen eine gradlinige Achse von der Ventrikelspitze bis zur Aortenwurzel gelegt werden kann, ist diese Achse bei der h. o. K. in ihrem Verlauf abgeknickt. Diese Abwinklung wird durch die Hypertrophie des Septums bewirkt, das sich weit in die Ventrikelhöhle vorwölbt. Häufig ist auch die gegenüberliegende Ventrikelwand so hypertrophisch, daß es zu einer sanduhrähnlichen Abschnürung im Ventrikelcavum kommt. Die Bilder sind so vielgestaltig, daß eine auch nur halbwegs erschöpfende Darstellung nicht möglich ist.

Neben der massiven Hypertrophie des Myokards sind die engen Ventrikelhöhlen sowohl in der Systole, als auch in der Diastole auffallend. In der Systole kommt es in manchen Teilen des Ventrikelcavums zu einer vollständigen Entleerung, wobei es z. B. zu Abschnürungen des druckaufnehmenden Katheters und damit zur Registrierung sehr hoher Drucke kommen kann. Diese Beobachtung, die von STEINER (1964) erstmalig mitgeteilt wurde, wurde von CRILEY et al. (1965) als „catheter entrapment" bezeichnet und

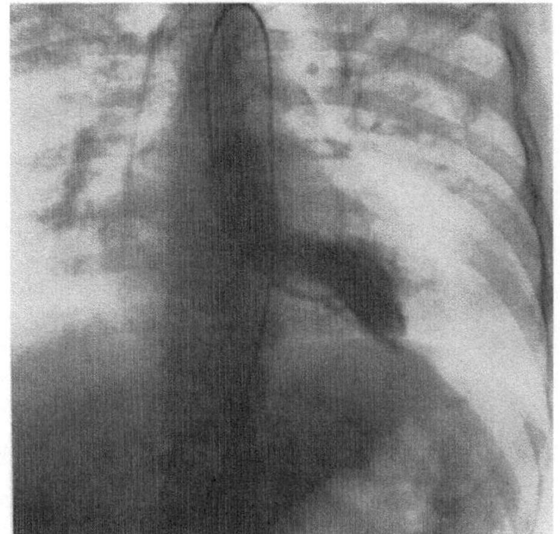

a

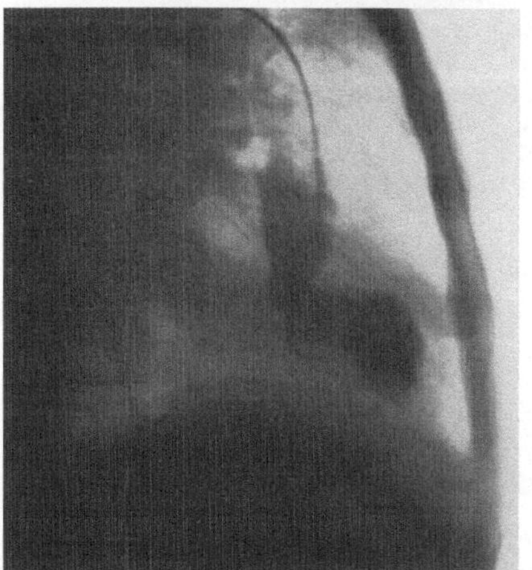

b

Abb. 15 a u. b. Gleicher Patient wie Abb. 14. Retrogrades Laevogramm. Erstes
Systolenende nach Injektionsbeginn. Deformierung der Ventrikelhöhle durch massive Hypertrophie des Ventrikelseptums und der freien Wand. Abknickung der
Ventrikelachse, besonders im frontalen Strahlengang (b). Lage des Katheters strekkenweise außerhalb der freien Ventrikelhöhle in obliterierten Myokardtaschen (a).
Geringfügige Anfärbung des linken Vorhofes infolge Mitralinsuffizienz. Druck:
linker Ventrikel 180/45—0 mm Hg, Aorta: 120/60 mm Hg; p. m. 75 mm Hg;
linker Vorhof: 46/12 mm Hg, p. m. 25 mm Hg

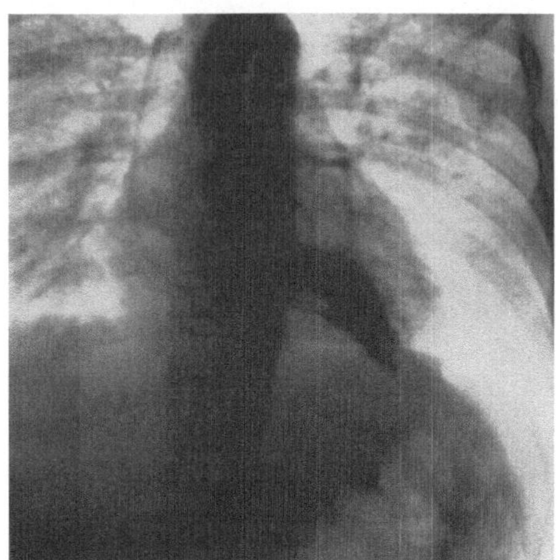

a

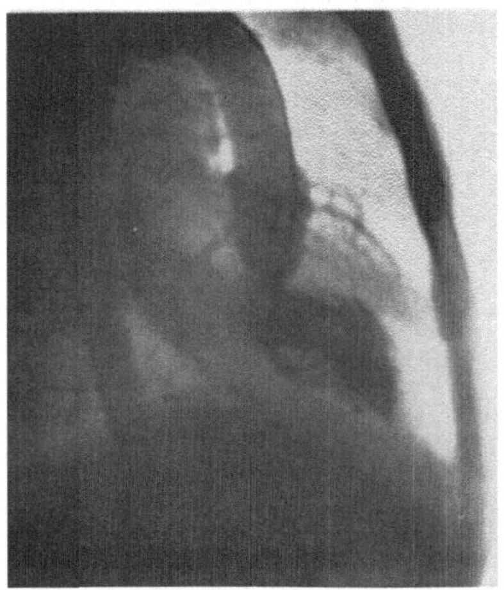

b

Abb. 16 a u. b. Gleicher Patient wie Abb. 14. Spätere Systole: Deformierung der Ventrikelhöhle, besonders deutlich im frontalen Strahlengang (b) durch das irregulär hypertrophische Septum. Mitralinsuffizienz deutlich zu erkennen

zu einer neuen Theorie über die Entstehung der Druckgradienten bei der h. o. K. ausgebaut (s. u.).

KLEIN et al. (1965) haben bei 9 Patienten die enddiastolischen Volumina berechnet, indem sie die Ventrikelhöhle als ein Zylindroid mit variierender Wanddicke annahmen. Sie fanden ein enddiastolisches Volumen, das im Mittel um 25% niedriger lag als normal (72 ± 7 ml gegenüber 96 ± 20 ml).

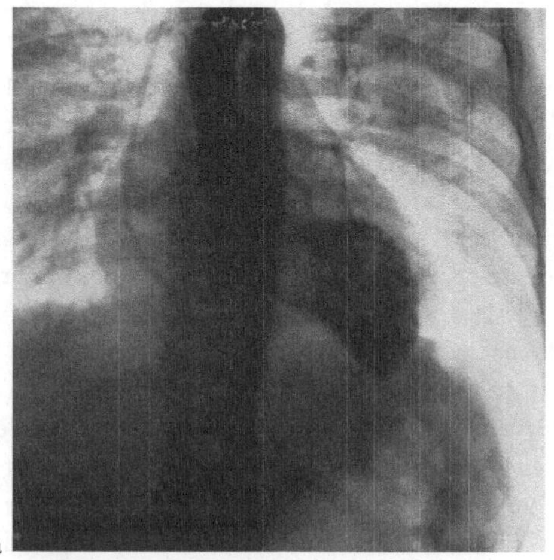

a

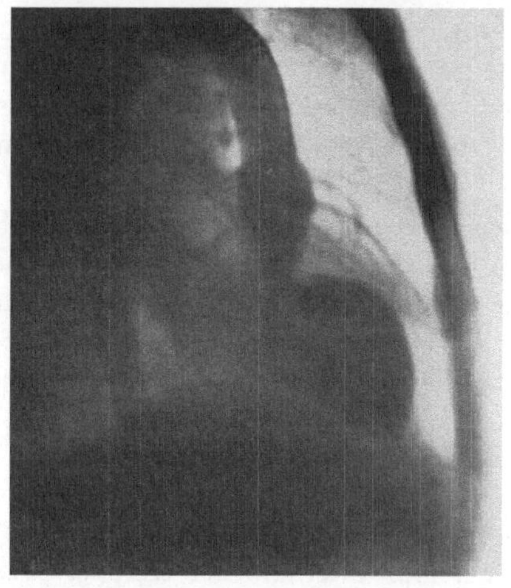

b

Abb. 17 a u. b. Gleicher Patient wie Abb. 14. Ende einer Diastole. Die Einengung ist im Ausflußtrakt erkennbar. Unregelmäßige Deformierungen und Füllungsdefekte, besonders im Bereich der stark hypertrophischen freien Ventrikelwand, weniger stark im Bereich des Septums. Mitralinsuffizienz

Bei 15 unserer Patienten wurde die Wanddicke des linken Ventrikels und der quere Durchmesser am Ende der Diastole bei Frontal-Projektion nach einer Methode von LEVINE et al. (1963) bestimmt. Dazu wurde auf dem Röntgenbild eine Senkrechte am Halbierungspunkt der Längsachse des linken Ventrikels errichtet. Entlang dieser Linie wurden der quere Durchmesser und die Wanddicke bestimmt. LEVINE et al. (1963) machten keine Korrek-

tur für die geometrische Verprojektion, die nach ihren Angaben bei Fern-
aufnahmen im Abstand von 2 m unter 10% liegt. Bei der Angiokardiographie sind aber die Abstände viel geringer. EMMRICH (1966) formte aus
Kunststoff das Modell einer Ventrikelhöhle und fertigte bei verschiedenen
Focus-Filmabständen Röntgenaufnahmen an und errechnete auf diese Weise
für die unterschiedlichen Abstände Korrekturfaktoren. Bei einem Abstand
von 90 cm, wie er bei der Angiokardiographie etwa die Regel ist, betrug der
Faktor für die geometrische Verprojektion 0,75. Bei unseren 15 Patienten
lag die mit Hilfe dieses Faktors errechnete diastolische Wanddicke zwischen
13 und 28 mm. Bezogen auf die Körperoberfläche ergaben sich Werte zwischen 7 und 14 mm/m². BRAUNWALD et al. (1964) fanden in ihrem Kollektiv
Werte zwischen 5,3 und 26 mm/m². Im Gegensatz zu den Verhältnissen
bei den organischen Aortenstenosen bestand weder bei unseren Patienten,
noch in der Serie von BRAUNWALD et al. (1964) eine Korrelation zwischen
der diastolischen Wanddicke und dem ventriculo-aortalen Druckgradienten;
auch zur Höhe des systolischen Ventrikeldruckes fanden sich keine Bezie-
hungen.

Die Werte für den Querdurchmesser bewegten sich bei unseren 15 Patienten zwischen 48 und 66 mm, bzw. 26 und 40 mm/m². Diese Werte stimmen
gut mit den Angaben von BRAUNWALD et al. (1964) überein, die bei ihren
erwachsenen Patienten Werte von 22 bis 50 mm/m² feststellten.

Bei den organischen Aortenstenosen findet man sowohl für die Wanddicke, als auch für den Querdurchmesser ähnliche Werte. Bei der Berechnung
des Verhältnisses von Querdurchmesser zu Wanddicke fanden sich für die
h. o. K. sehr niedrige Werte (2,1 bis 4,5; Normalwert 6,5 bis 10). BRAUN-
WALD et al. (1964) fanden nur bei einem Patienten einen Wert, der im
Normbereich lag.

Lokalisation der intraventrikulären Stenose: Während die Mehrzahl der
Autoren keine genauen Angaben über die Lage der Stenose machen, liegt
sie nach BRAUNWALD et al. (1964) sehr nahe unter der Aortenklappe und
nach DOTTER (1961) ein inch unterhalb der Klappe. STEINER (1964) kann
bei der Mehrzahl der Untersuchungen die genaue Lage der Stenose nicht
angeben. BRAUNWALD et al. (1964) halten es dagegen für eine der wichtig-
sten Tatsachen im linksventrikulären Angiokardiogramm, daß die Stenose
durch einen langen Abschnitt einer Ventrikelverengerung gebildet wird. In
einer angiokardiographischen Untersuchung der Anatomie des linken Ventrikels und der Mitralklappe bei idiopathischer hypertrophischer Subaortenstenose (IHSS) heben SIMON et al. (1967) die besondere Bedeutung einer
Fehlstellung des vorderen Mitralsegels infolge Verlagerung des vorderen
Papillarmuskels hervor. Sie weisen angiographisch nach, daß eine im sagittalen Strahlengang sichtbare, unregelmäßige, kontrastarme Linie einige Zenti-
meter unterhalb des Aortenringes dem führenden Zipfel des vorderen Mitralsegels entspricht. Bei starker Septumhypertrophie gewinnt dieses nach

Ansicht der Autoren Kontakt mit der vorderen Wand des linken Ventrikels, so daß eine Ausflußbahnstenose entsteht. Auf ähnliche Verhältnisse haben WIGLE et al. (1962) sowie NORDENSTRÖM u. OVENFORS (1962) hingewiesen. SIMON et al. (1967) nehmen folgendes Konzept für die Entstehung der Obstruktion an: Sie beginnt mit einer asymmetrischen Hypertrophie des Ventrikelseptums, welches den anterolateralen Anteil des linken Ventrikels umgibt. Eine Verengerung des vorderen Anteils des Ausflußtraktes wird durch direkte Einwirkung dieses hypertrophischen Muskels hervorgerufen. Der inferiore Anteil des hypertrophischen Septums projiziert sich auf die Zwerchfellseite der Ventrikelhöhle und bewirkt auf diese Weise eine Änderung der Achsen der Papillarmuskeln. Gleichzeitig wird hierdurch eine Winkelung der Achsen der linken Ventrikelhöhle hervorgerufen. Die Abknickung der Papillarmuskeln bei gleichzeitiger gegenüber der Norm geringerer Verkürzung der Längsachse des Ventrikels bewirkt während der Systole einen anomalen Zug auf die Sehnenfäden und damit auf die Mitralklappe. Auf diese Weise können die Mitralklappen während der Systole nicht zurückschwingen, so daß sie während dieser Herzphase den hinteren dorsalen Anteil der Obstruktion bilden, während der vordere Anteil durch das hypertrophische Septum selbst dargestellt wird. An der Ausbildung der Stenose ist damit das vordere Mitralklappensegel ganz maßgeblich beteiligt. Die oftmals beobachtete Mitralinsuffizienz kommt durch die Unmöglichkeit des Zurückschwingens der Mitralklappe zustande.

Auch ROSS et al. (1966) gaben eine ähnlich detaillierte Beschreibung der Anatomie des linken Ventrikels. Dieser ging 1965 ein anderes Konzept einer Druckgradientenentstehung von CRILEY et al. voraus. BRAUNWALD et al. (1964) beschreiben, daß die Höhle des linken Ventrikels in der Systole nahezu vollständig obliterieren kann, erheben dies aber nicht zum Konzept der Druckgradientenentstehung. CRILEY et al. (1965) wiesen an 7 Fällen nach, daß ein Druckgradient auf dem Wege der Ventrikelobliteration entstehen kann. Diese Ventrikelobliteration wird durch maximale Ventrikelentleerung erreicht. Nicht einbezogen wird bei der maximalen Ventrikelkontraktion die Ausflußbahn des linken Ventrikels. Im Gebiet maximaler Ventrikelentleerung ist die Kontraktionsform überwiegend isometrisch, so daß bei kleinem Höhlenradius hohe Druckwerte resultieren.

Dieses Konzept blieb von seiten der Arbeitsgruppe um BRAUNWALD nicht unwidersprochen. ROSS et al. (1966) haben in einer minutiösen Studie versucht, ihre Auffassung zur Genese der muskulären Ausflußbahnobstruktion zu untermauern.

Nach unserer Ansicht sind sowohl das Konzept von CRILEY et al. (1965) sowie das von BRAUNWALD et al. (1964) zu eng gefaßt. Von Fall zu Fall variiert die Form der Ventrikelhöhle sehr stark. Von der Achsenabknickung infolge Hypertrophie des Septums an der zwerchfellnahen Seite bis zu einer völligen Verstümmelung der Ventrikelhöhle mit Abtrennung einiger

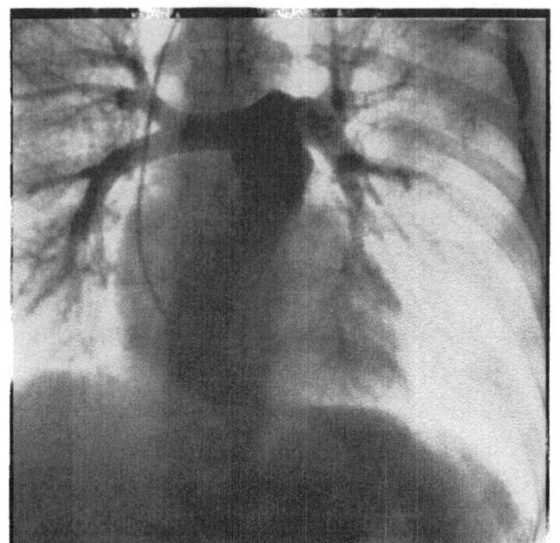

a

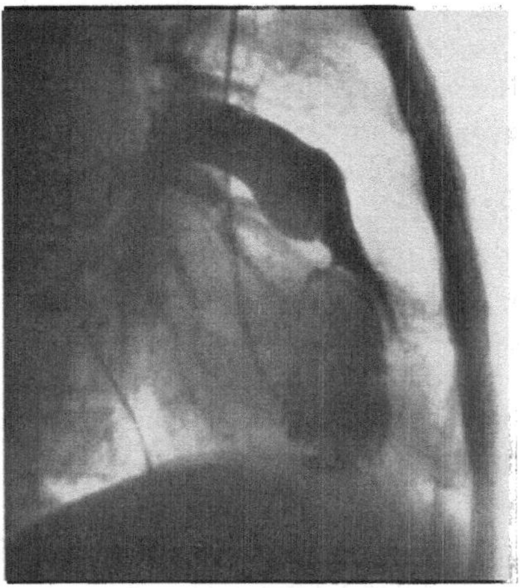

b

Abb. 18 a u. b. Gleicher Patient wie Abb. 14. Dextrogramm. Frühe Systole, Verdrängung der Ventrikelhöhle durch das hypertrophische Septum nach rechts. Erhebliche Deformierung der Ventrikelhöhle, besonders gut im frontalen Strahlengang
(b) erkennbar. Muskuläre Einengung der Ausflußbahn. Druck: rechter Ventrikel
75/17—0 mm Hg; A. pulmonalis 58/21 mm Hg; p. m. 30 mm Hg; rechter Vorhof
14/0 mm Hg; p. m. 5 mm Hg

kleiner spitzenwärts gelegener Nebenhöhlen gibt es alle Übergänge (s. auch
Abschnitt über Hämodynamik).

Angiographie des rechten Ventrikels: Der rechte Ventrikel wird von der
Septum- und Wandhypertrophie in ähnlicher Weise betroffen wie der
linke. Erste Veröffentlichungen hierüber finden sich bei GOODWIN et al.
(1960), COHEN et al. (1964), WIGLE et al. (1962), BRAUNWALD et al. (1964),

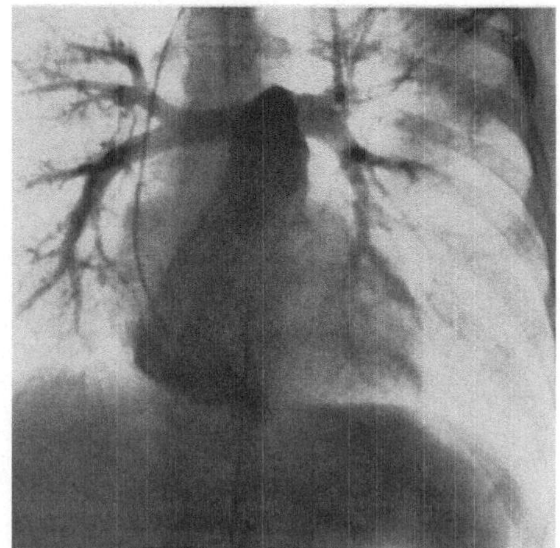

a

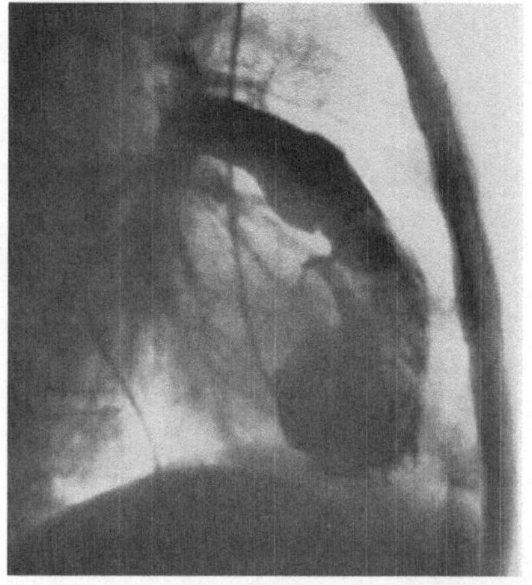

b

Abb. 19 a u. b. Gleicher Patient wie Abb. 14. Dextrogramm: Diastole. Vollständiges
Verschwinden der muskulären Ausflußbahnobstruktion, erhebliche unregelmäßige
Randkonturen und Füllungsdefekte

GROSSE-BROCKHOFF et al. (1962), STEINER (1964) und LOCKHART (1966).
Das Ventrikelseptum wölbt sich tief in den rechten Ventrikel hinein (Abb.
18, 19, 23, 24).

Die natürliche Form des rechten Ventrikels, die etwa einer dreiseitigen
Pyramide gleicht, deren Spitze die Pulmonalklappe darstellt, ermöglicht
wesentlich einfacher als beim linken Ventrikel eine Unterscheidung zwischen
„Ventrikelobliteration" im Spitzenbereich und einer Ausflußbahnobstruktion
in Form einer langen Infundibulumstenose (HARMJANZ et al., 1967). Die

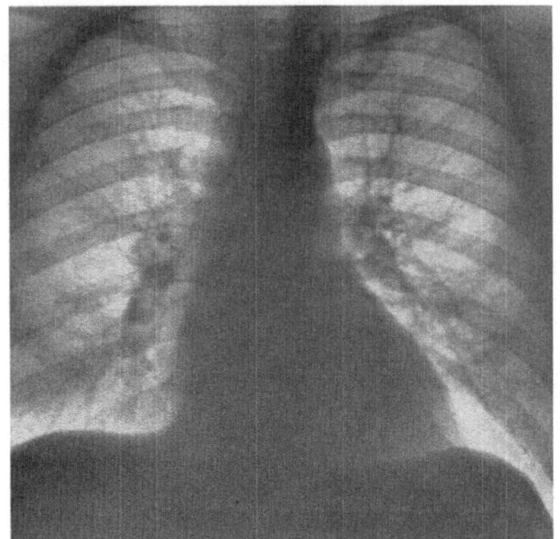

a

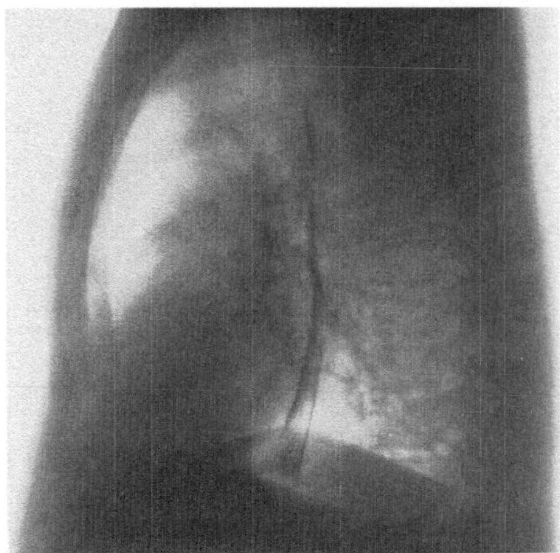

b

Abb. 20 a u. b. Im frontalen und sagittalen Strahlengang unauffällige Herzkonfiguration

Konturen der Ventrikelwandung können überwiegend glatt sein, sie sind aber meistens in Form von Einsprossungen des Ventrikelseptums in die Ventrikelkontur sowie starker Hypertrophie der Trabekel unregelmäßig konfiguriert, wodurch besonders im Bereich der Ventrikelspitze kontrastgefüllte Taschen entstehen können. Diese Taschen stehen infolge Abschnürung teilweise unter hohem Druck, so daß eine Füllung aus der unter geringerem Druck stehenden Ventrikelhöhle nicht gelingt. Durch selektive Kontrastmittelinjektion kann in geeigneten Fällen die wahre Größe einer solchen Tasche dargestellt werden (HARMJANZ et al., 1967).

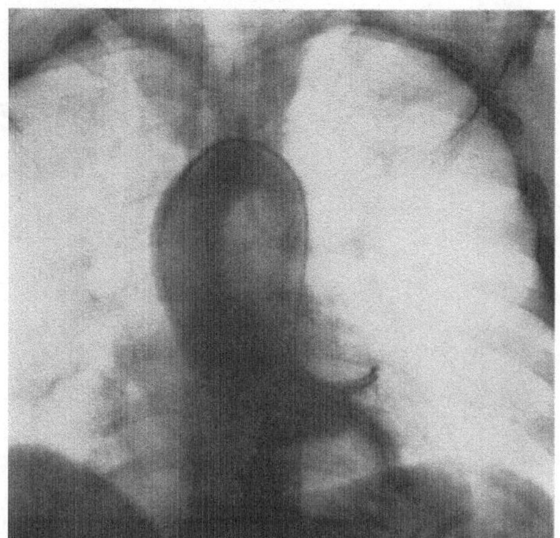

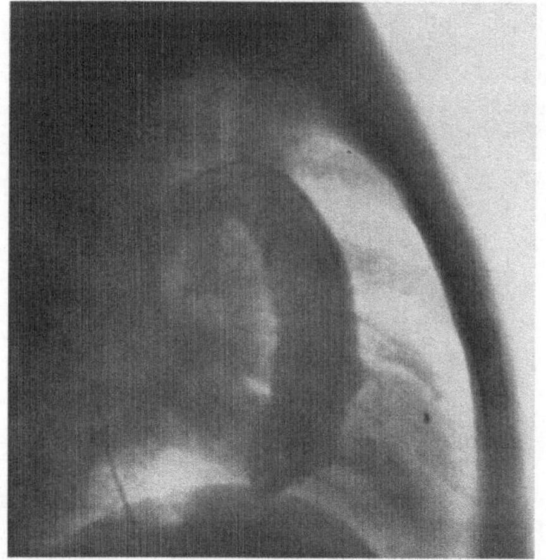

Abb. 21 a u. b. Gleicher Patient wie Abb. 20. Laevogramm: Ende einer Systole. Massive Verkleinerung der Ventrikelhöhle in beiden Strahlengängen. Erhebliche Abwinklung der Ventrikelachse durch die hochgradige Hypertrophie des Ventrikelseptums. Keine sichere Obstruktion in der Ausflußbahn erkennbar. Katheterspitze liegt in einer abgeschnürten Myokardtasche. Leichte Mitralinsuffizienz. Drucke: Linke Ventrikelhöhle: 120/25—0 mm Hg; systolisch abgeschnürte Myokardtasche: 260/25—0 mm Hg; Aorta: 115/45 mm Hg, p. m. 80 mm Hg. Linker Vorhof: 25/8 mm Hg; p. m. 12 mm Hg

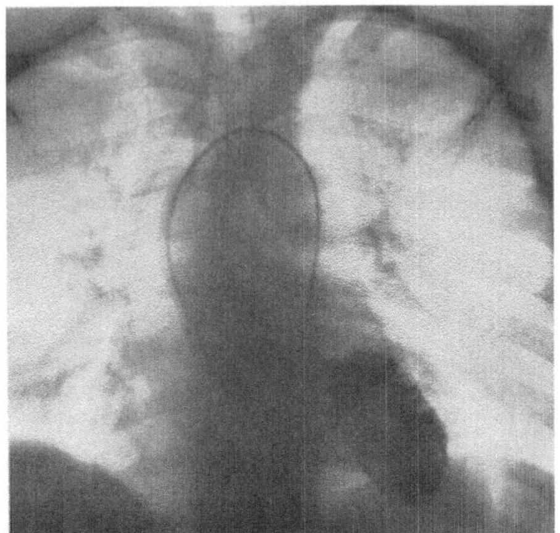

a

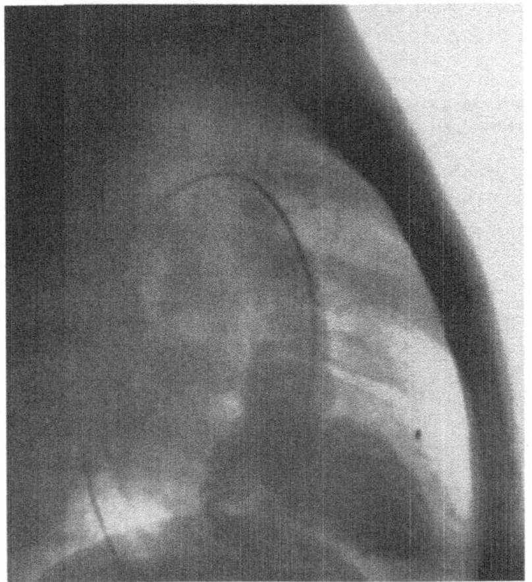

b

Abb. 22 a u. b. Gleicher Patient wie Abb. 20. Laevogramm: Diastole. Unregelmäßig
konturierte Ventrikelhöhle durch Hypertrophie der Trabekelmuskulatur. Beträchtliche Hypertrophie der freien Ventrikelwand. Katheterspitze wieder innerhalb der
kontrastgefüllten Ventrikelhöhle

Die Tricuspidalklappe wird, soweit überhaupt Angaben darüber gemacht werden, als normal beschrieben. Wir fanden bei 2 Patienten deutliche
angiographische Hinweise für eine funktionelle, wahrscheinlich durch asyn-
erge Kontraktion der Papillarmuskeln bedingte Tricuspidalinsuffizienz.
Angaben über angiographische Befunde der Vorhöfe liegen nicht vor.
Die Coronararterien werden übereinstimmend von allen Autoren als ungewöhnlich weit, z. T. dilatiert beschrieben. Die Aorta ascendens ist im

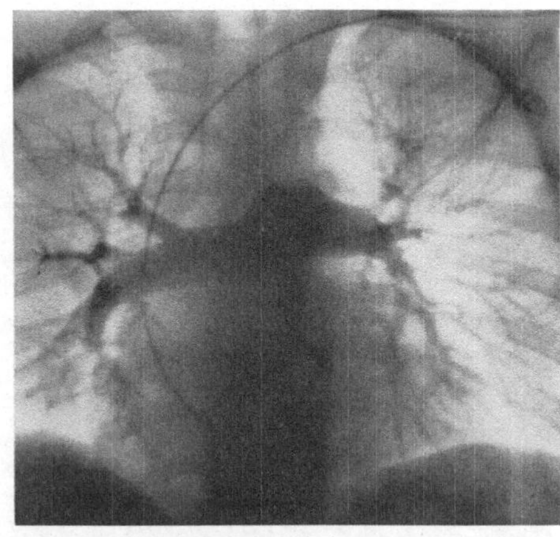

a

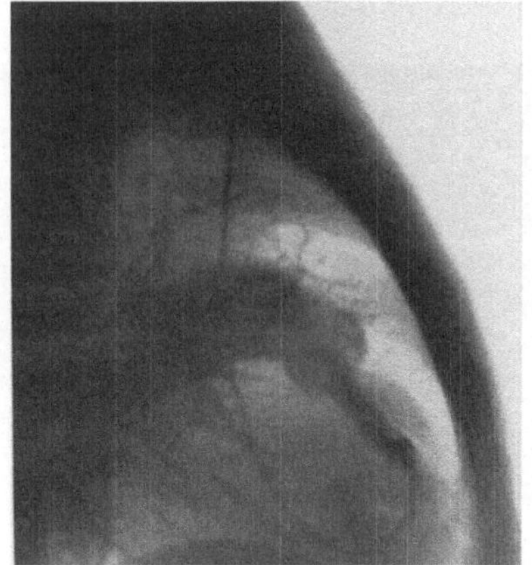

b

Abb. 23 a u. b. Gleicher Patient wie Abb. 20. Dextrogramm: Systole. Hochgradige Verkleinerung der Ventrikelhöhle und unregelmäßige Konturierungen (Trabekel-hypertrophie). Keine lokalisierte Ausflußbahnobstruktion. Drucke: rechter Ventrikel: 38/10—0 mm Hg; systolisch abgeschnürte Myokardtasche: 80/10—0 mm Hg. A. pulmonalis: 38/10 mm Hg; p. m. 22 mm Hg; rechter Vorhof: 12/0 mm Hg; p. m. 5 mm Hg

allgemeinen unauffällig. Dies gilt als ein wichtiges differentialdiagnostisches Zeichen gegenüber der Aortenklappenstenose mit der häufig anzutreffenden poststenotischen Dilatation. WEINTRAUB et al. (1964) sowie NORDENSTRÖM u. OVENFORS (1962) fanden jedoch bei 3 bzw. 2 Patienten mit h. o. K. eine erweiterte Aorta ascendens. Die Aortenklappe selbst ist im Regelfall unauffällig, das gleiche gilt für die Pulmonalklappe. Eine Erweiterung der Arteria pulmonalis wird nicht beobachtet.

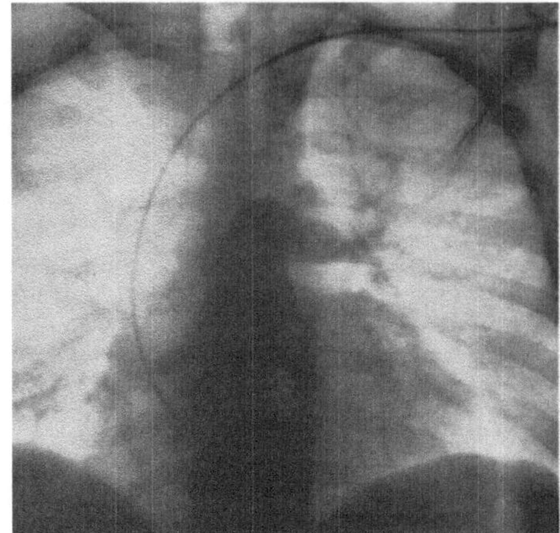

a

b

Abb. 24 a u. b. Gleicher Patient wie Abb. 20. Dextrogramm: Diastole. Auffallend
unregelmäßige Konturierungen der Ventrikelhöhle mit zahlreichen Füllungsdefekten
und kontrastmittelgefüllten Myokardtaschen

Kontrastdarstellung des Ventrikelseptums: Die selektive Angiokardiographie des linken und rechten Ventrikels vermittelt zwar einen guten
Eindruck über die Auswirkungen der h. o. K. auf die Formen der Höhlen,
läßt jedoch keinen Einblick in die Lagebeziehung des Ventrikelseptums ge-
winnen, da jeweils nur eine Begrenzung des Septums dargestellt wird.
HARMJANZ et al. (1967) haben daher phasengleiche Angiokardiogramme des
linken und rechten Ventrikels in kurzen zeitlichen Abständen unter gleichen

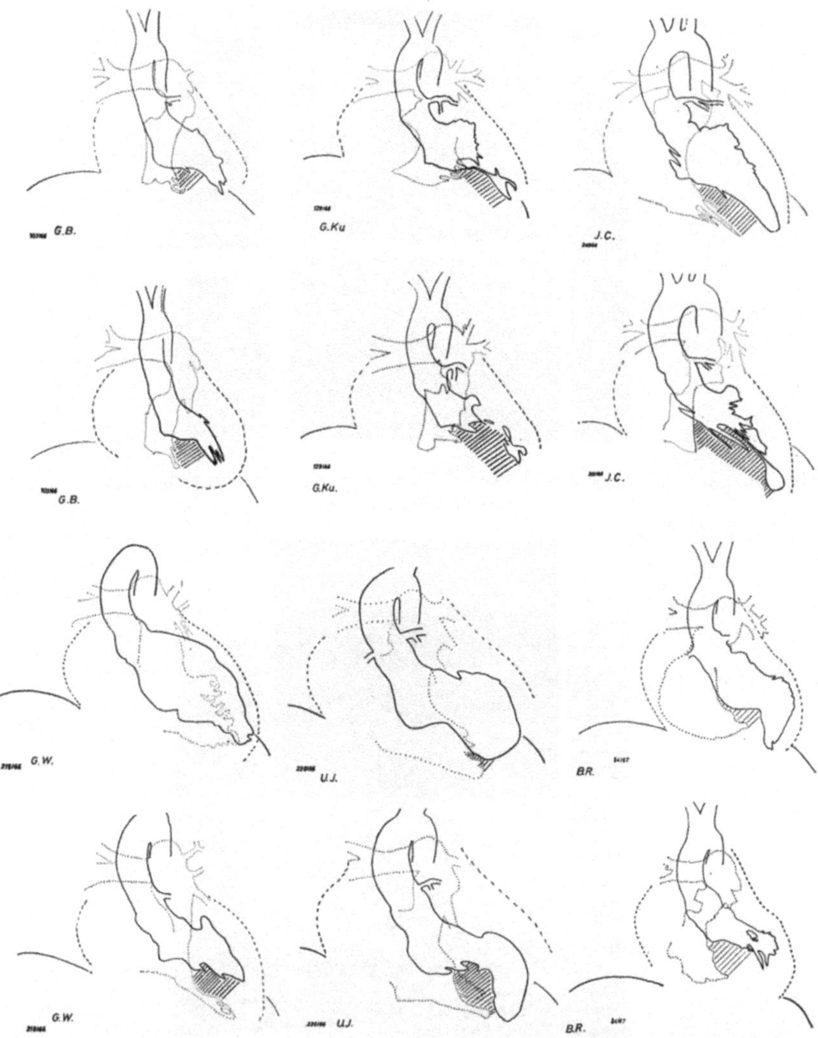

Abb. 25. Konturen der übereinander projizierten Angiokardiogramme des rechten und linken Ventrikels sowie der großen Gefäße. ———— linker Ventrikel und Aorta; .... rechter Ventrikel und A. pulmonalis; - - - - Herzkontur; schraffiert Kammerseptum. Oberes Bild: Diastole; unteres Bild: Systole

Projektionsbedingungen angefertigt und übereinander projiziert und konnten so mit einer Verkantung von 45° bis 50° das Ventrikelseptum darstellen (Abb. 25).

Formen des Septums: In der Diastole können grundsätzlich drei verschieden Formen unterschieden werden.

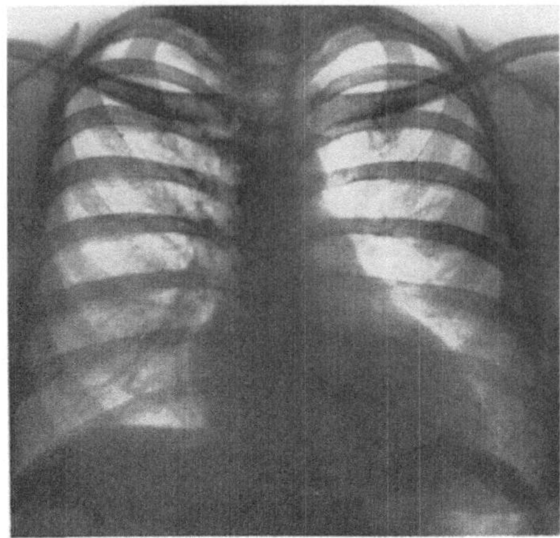

Abb. 26. Patientin mit obstruktiver Kardiomyopathie und Vorhofflimmern. Deutliche Linksdilatation

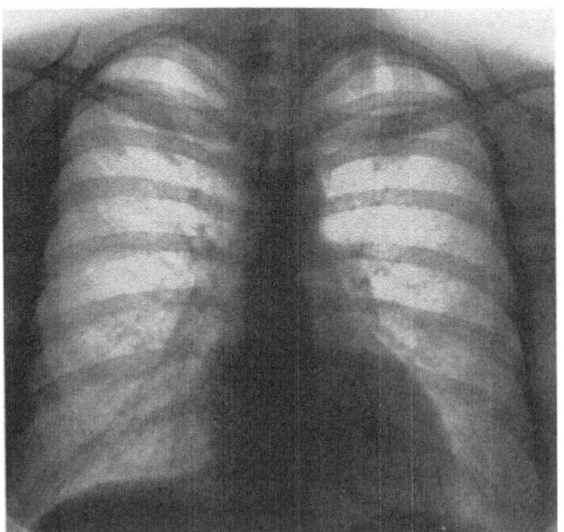

Abb. 27. Gleiche Patientin wie Abb. 26. Normalisierung der Herzgröße nach Überführung des Vorhofflimmerns in Sinusrhythmus

1. Bei geringer Septumhypertrophie sind lediglich Einbuchtungen am rechten unteren Rand des linken Ventrikels und am linken lateralen Rand des rechten Ventrikels zu sehen. Die Spitzenregionen der Ventrikel haben im sagittalen Strahlengang eine normale Position zueinander.

2. Eine umschriebene Hypertrophie des Ventrikelseptums findet sich im Bereich des Ansatzes des hinteren Papillarmuskels. Die Hypertrophie be-

wirkt eine Knickung der Achse des linken Ventrikels und eine konkave Einbuchtung des linken Randes des rechten Ventrikels. Die Spitzenregion der beiden Ventrikel behalten im sagittalen Strahlengang eine normale Stellung zueinander.

3. Eine diffuse Verbreiterung des Septums, die ein Nebeneinanderliegen der Spitzenregionen und der mittleren Anteile der Ventrikelhöhlen im sagittalen Strahlengang bewirkt.

Die Grundformen des Septums in der Diastole lassen sich in der Systole wiederfinden. Ein Wechsel von umschriebener Form zu diffuser Form findet nicht statt, jedoch erweisen sich Septen, die in der Diastole nur Zeichen einer geringen Hypertrophie haben, in der Systole meist nur als mäßig stark ausgeprägt hypertrophisch.

XII. Hämodynamik

Bei allen 47 Patienten wurden teilweise mehrfache Herzkatheteruntersuchungen durchgeführt. Die dabei erhobenen pathologischen Befunde sind durch das Ausmaß und die Lokalisation der Hypertrophie des Myokards bedingt.

1. Rechtsherzkatheterisation

Bei 38 Patienten konnte der Pulmonalarteriendruck gemessen werden. Der systolische Druck lag zwischen 20 und 60 mm Hg. 23 Patienten hatten einen systolischen Pulmonalarteriendruck über 30 mm Hg (53%). Dieser Wert gilt als obere normale Begrenzung. Die Mitteldrucke in der Pulmonalarterie lagen zwischen 10 und 30 mm Hg mit einem Durchschnittswert von 18,35 mm Hg. Bei 13 Patienten lag der Mittelwert über dem oberen Normalwert von 20 mm Hg (32%), so daß eine pulmonale Hypertonie bestand. In Übereinstimmung mit BRAUNWALD et al. (1964) konnten auch wir feststellen, daß Patienten mit pulmonaler Hypertonie in der Regel ein schwereres Krankheitsbild bieten. Allerdings werden auch schwere Zustandsbilder ohne pulmonale Hypertonie beobachtet, da neben den Auswirkungen der Drucksteigerung im Lungenkreislauf (Dyspnoe) vor allem Stenokardien das Beschwerdebild beherrschen.

In dem Kollektiv von FRANK u. BRAUNWALD (1968) hatten 39 von 113 Patienten, bei denen der Pulmonalarteriendruck gemessen wurde, einen erhöhten systolischen Wert (35%). 10 von diesen 39 Patienten hatten einen systolischen Pulmonalarteriendruck von über 40 mm Hg, davon gehörten 7 Patienten dem Schweregrad III oder IV an. Überraschenderweise waren unter den 10 Patienten 8 Frauen, doppelt so viel, wie man aufgrund der bekannten Geschlechtsverteilung bei dieser Erkrankung erwartet hätte. Bei 15 Patienten wurde der Pulmonalarteriendruck mehrfach gemessen. Bei 5 Patienten kam es zu Druckänderungen, die 10 mm Hg überschritten, und zwar stieg der Druck 3mal an und 3mal trat ein Abfall ein. Dabei war keine Korrelation zwischen einer Druckänderung und einer Änderung des Schweregrades nachweisbar, auch bestand keine Beziehung zwischen einer Änderung der linksseitigen Ausflußbahnobstruktion und dem Pulmonalisdruck.

Auch von anderen Autoren wird über das Vorkommen einer pulmonalen Hypertonie bei der h. o. K. berichtet (WIGLE et al., 1962; GOODWIN et al., 1960, 1961; COHEN et al., 1964). BEVEGARD et al. (1962) berichten über eine pulmonale Hypertonie bei 2 ihrer 7 Patienten. Unter körperlicher Belastung kam es auch bei den anderen 5 Patienten zu einem Anstieg des Pulmonalisdruckes.

Ein Druckgradient zwischen der A. pulmonalis und dem rechten Ventrikel wird bei vielen Patienten mit h. o. K. gemessen. 14 unserer Patienten wiesen keinen Druckgradienten auf, bei den 24 übrigen Patienten lag er zwischen 5 und 40 mm Hg. Bei 7 Patienten überstieg der Druckgradient 10 mm Hg (20%). In dem Material von FRANK u. BRAUNWALD (1968) wurden bei 18 von 113 Patienten (15%) Druckgradienten zwischen 10 und 55 mm Hg gemessen (Mittelwert 22,7 mm Hg). Während diese Autoren jedoch berichten, daß abgesehen von einem Fall bei der klinischen Untersuchung keinerlei Hinweise auf eine Ausflußbahnobstruktion im rechten Ventrikel vorhanden waren, fanden wir in der Mehrzahl unserer Fälle eine ungewöhnliche Intensität des systolischen Geräusches am oberen linken Sternalrand, bzw. im 2. ICR links. Elektrokardiographische Hinweise in Form einer vermehrten Rechtsherzbelastung sind in solchen Fällen jedoch nur zu erwarten, wenn die rechtsventrikuläre Myokardhypertrophie die Veränderungen auf der linken Seite weit übertrifft, oder gar im rechten Ventrikel isoliert vorhanden ist. In ausgeprägten Fällen nimmt allerdings auch die Kontur des Pulmonalisdruckes die „typische" doppelgipflige Form an, auch ein „typisches" Brockenbrough-Phänomen mit Anstieg des systolischen Ventrikeldruckes und gleichzeitigem Abfall des Pulmonalisdruckes mit Verkleinerung der Amplitude kann beobachtet werden.

Die 18 Patienten in der Serie von FRANK u. BRAUNWALD (1968), die eine rechtsventrikuläre Ausflußbahnobstruktion aufwiesen, boten kein schwereres Krankheitsbild als die Patienten ohne einen ventriculo-pulmonalen Druckgradienten. Bei 7 der 18 Patienten überstieg der enddiastolische Druck im rechten Ventrikel 5 mm Hg. Es bestand aber kein Zusammenhang zwischen der Höhe des rechtsseitigen enddiastolischen Ventrikeldruckes, der Schwere der rechtsseitigen Ausflußbahnobstruktion und den klinischen Beschwerden. Eine Beziehung zur linksseitigen Ausflußbahnobstruktion war ebenfalls nicht nachweisbar. 5 der 18 Patienten litten an der familiären

Form der h. o. K., darunter waren 4 Frauen, während unter den 13 restlichen sporadischen Fällen 12 Männer waren.

Bei 3 Patienten wurde von FRANK u. BRAUNWALD (1968) das Ausmaß der Obstruktion mehrmals kontrolliert. Bei 2 Patienten blieb der Gradient unverändert; auch die linksseitige Obstruktion blieb konstant, ebenso der klinische Zustand.

Bei 2 Patienten wurde von FRANK u. BRAUNWALD (1968) eine isolierte rechtsseitige Ausflußbahnobstruktion nachgewiesen, ohne gleichzeitigen Befall des linken Ventrikels. Es handelte sich einmal um einen 7jähr. Jungen mit einer familiären Form, bei dem bei der ersten Untersuchung ein rechtsseitiger Druckgradient von 41 mm Hg nachgewiesen wurde. Zu diesem Zeitpunkt war der Patient beschwerdefrei, das EKG zeigte einen Rechtstyp, Rechtshypertrophiezeichen und eine Verzögerung der rechtsseitigen Erregungsausbreitung. 5 Jahre später traten Angina-pectoris-Beschwerden auf und es wurde ein rechtsseitiger Gradient von 118 mm Hg gemessen, während der Befund im linken Ventrikel unverändert war. Bei der daraufhin durchgeführten Operation wurde eine massive Hypertrophie des rechtsseitigen Ventrikelseptums, besonders der Crista supraventricularis gefunden. Der 2. Patient war ein 36jähr. Mann, ebenfalls mit einer familiären Form, der dem Schweregrad III angehörte und der vorwiegend unter anginösen Beschwerden litt. Hier wurde ein rechtsseitiger Ausflußbahngradient von 15 mm Hg gemessen. Der linke Ausflußtrakt war frei, es entwickelte sich aber ein Gradient von 18 mm Hg während eines Valsalvamanövers (siehe unten).

Über systolische Druckgradienten im Ausflußtrakt des rechten Ventrikels wird auch von zahlreichen anderen Autoren berichtet (WIGLE et al., 1962; GOODWIN et al., 1960; COHEN et al., 1964; STAMPBACH et al., 1962; BEVEGARD et al., 1962; SOULIÉ et al., 1959, 1962). Die größten Druckgradienten wurden von GROSSE-BROCKHOFF u. LOOGEN (1962) sowie GOODWIN et al. (1961) mitgeteilt, wobei es allerdings nicht sicher ist, ob es sich bei allen Fällen von GROSSE-BROCKHOFF u. LOOGEN (1962) um eine h. o. K. gehandelt hat. Bei einigen Patienten wurden operative Korrekturen versucht und dabei in der Regel festgestellt, daß die Druckgradienten durch massive Septumhypertrophien mit Vorwölbungen und Einengungen der Ausflußbahn des rechten Ventrikels hervorgerufen waren. (GROSSE-BROCKHOFF u. LOOGEN, 1962; GOODWIN et al., 1961; FRANK u. BRAUNWALD, 1968.)

Der Druck im rechten Ventrikel konnte bei 44 unserer 47 Patienten gemessen werden. Die systolischen Werte schwankten zwischen 20 und 70 mm Hg mit einem Mittelwert von 41,15 mm Hg. Bei 34 Patienten (75%) lag der systolische Wert oberhalb von 30 mm Hg und war damit pathologisch erhöht. Der enddiastolische Druck im rechten Ventrikel liegt bei der h. o. K. sehr häufig zu hoch (mehr als 6 mm Hg). Bei unseren Patienten schwankten die Werte zwischen 3 und 17 mm Hg mit einem Mittelwert von 9,7 mm Hg.

33 Patienten (73%) wiesen pathologisch erhöhte Werte über 6 mm Hg auf (BRAUNWALD et al., 1964, 38%).

Die Erhöhung des enddiastolischen Druckes korrelierte nicht mit der Größe eines evtl. vorhandenen Druckgradienten in der Ausflußbahn des rechten Ventrikels oder mit der absoluten Höhe des systolischen Ventrikeldruckes. Seit den ersten Mitteilungen von CRILEY et al. (1965) über intraventrikuläre Druckdifferenzen ohne Ausflußbahnobstruktion im linken Ventrikel, worauf aber früher bereits COHEN et al. (1964) hingewiesen hatten, und dem wenig später erschienenen Bericht von LOCKHART et al. (1966) über den gleichen Mechanismus im rechten Ventrikel, haben wir in den 27 Fällen, die wir seit dieser Zeit untersucht haben, sehr gründliche Explorationen des rechten Ventrikels durchgeführt. Dabei konnten wir bei 20 Patienten Druckdifferenzen zwischen 14 und 140 mm Hg (Mittelwert 43,5 mm Hg) und in einem Teil der Fälle die muskulär abgeschnürten Taschen und das „catheter entrapment" auch angiokardiographisch nachweisen (HARMJANZ et al., 1967). Durch Rückzugskurven in die Einflußbahn des rechten Ventrikels konnte aber einwandfrei nachgewiesen werden, daß der Druck in der Einflußbahn, d. h. direkt distal der Tricuspidalklappe noch nicht erhöht war, womit eine Obstruktion der Ausflußbahn als Ursache der Druckerhöhung ausgeschlossen werden konnte. LOCKHART et al. (1966) konnten solche intraventrikulären Druckdifferenzen bei 13 Patienten nachweisen. Der genaue Mechanismus dieser intraventrikulären Druckdifferenzen ist im Abschnitt Angiokardiographie beschrieben.

Der mittlere rechtsseitige Vorhofdruck war bei 29 von 44 Patienten (70%) normal (< 6 mm Hg). BRAUNWALD et al. (1964) konnten bei 55 von 59 Patienten einen normalen mittleren rechten Vorhofdruck messen. Jedoch wurden von BEVEGARD et al. (1962) (2 von 7 Patienten), WIGLE et al. (1962) (5 von 9 Patienten) sowie COHEN et al. (1964) (10 von 24 Patienten) erhöhte Mitteldrucke im rechten Vorhof mitgeteilt.

In unserem Material lagen die Werte zwischen 1—12 mm Hg mit einem Mittelwert von 5,38 mm Hg. Von allen Untersuchern wird auf die ungewöhnlich prominente a-Welle in der Druckkurve des rechten Vorhofes aufmerksam gemacht, die man auch bei der indirekten Registrierung des Venenpulses nachweisen kann. Die Höhe der a-Welle betrug bei unseren 44 Patienten, bei denen sie gemessen wurde, 3—16 mm Hg. Weder die Höhe der a-Welle, noch die Höhe des mittleren Vorhofdruckes waren mit dem systolischen Ventrikeldruck, den intraventrikulären Druckdifferenzen oder dem Ausmaß der Ausflußbahnobstruktion zu korrelieren.

2. Herzzeitvolumen

Die Herzzeitvolumina sind bei der h. o. K. in der Regel normal, häufig hoch normal, nur in seltenen Fällen, wenn ein schweres Krankheitsbild vorliegt, erniedrigt. Wir konnten bei 41 Patienten die Herzzeitvolumina in Ruhe messen und fanden Werte zwischen 4,1 bis 9,6 l/min, mit einem Mittelwert von 6,53 l/min. Bezogen auf die Körperoberfläche bedeutet das einen Herzindex von 2,20 bis 4,25 l/min/m². Der Mittelwert lag mit 3,4 l/min/m² im Bereich der Normalwerte für unser Laboratorium.

Auch von FRANK u. BRAUNWALD (1968) werden in der Regel normale Herzzeitvolumina angegeben. Der Mittelwert aller 118 untersuchten Patienten betrug 3,14 l/min/m². Bei 11 Patienten (9⁰/o) war der Herzindex auf unter 2,0 l/min/m² erheblich vermindert. 16 Patienten (14⁰/o) hatten Indices über 4,0 l/min/m². Der mittlere Herzindex bei 42 Patienten des Schweregrades I betrug $3,65 \pm 0,12$ l/min/m² und war damit signifikant höher ($p < 0,01$) als bei den Patienten des Schweregrades II ($2,82 \pm 0,1$ l/min/m²) oder bei 27 Patienten des Schweregrades III und IV ($2,79 \pm 0,13$ l/min/m²; $p < 0,01$). Kein Patient des Schweregrades I hatte einen Index unter 2,00 l/min/m² und bei 12 Patienten lag der Index oberhalb 4,00 l/min/m². Zwischen den Patienten mit der familiären Form ($3,36 \pm 0,25$ l/min/m²) und den Patienten mit der sporadischen Form ($3,06 \pm 0,10$ l/min/m²) bestand kein signifikanter Unterschied.

Bei Wiederholungsuntersuchungen konnten häufig Änderungen des Herzzeitvolumens nachgewiesen werden, ohne daß diese Unterschiede mit einer Änderung des klinischen Schweregrades einhergingen. Bei einem Patienten aus der Serie von FRANK u. BRAUNWALD (1968) stieg der Index von 1,57 l/min/m² auf 2,49 l/min/m² innerhalb von 8 Monaten unter der Behandlung mit einem β-Receptoren-Blocker an, gleichzeitig verbesserte sich der klinische Schweregrad von III auf II und der ventriculo-arterielle Gradient fiel von 80 auf 53 mm Hg. Im Gegensatz dazu wurde ein anderer Patient beobachtet, bei dem innerhalb von 22 Monaten der Index von 3,79 auf 1,54 l/min/m² abfiel, während sich der ventriculo-arterielle Gradient von 20 auf 71 mm Hg vergrößerte und sich die klinische Symptomatik von Schweregrad I zum Grad II verschlechterte.

Auch von anderen Autoren sind in einzelnen Fällen im allgemeinen regelrechte Herzzeitvolumina gemessen worden (WIGLE et al., 1962; BEVEGARD et al., 1962; HANSEN et al., 1962; LOCKHART et al., 1966).

Bei 34 Patienten bestimmten wir den Gefäßwiderstand im kleinen Kreislauf, der zwischen 32 und 204 (Mittelwert 84,9) dyn·sec·cm⁻⁵ schwankte. Auch bei stärkeren Druckerhöhungen im linken Vorhof war der pulmonale Gefäßwiderstand normal. Nur 1 Patient lag mit 204 dyn·sec·cm⁻⁵ über dem Normalwert von 150 dyn·sec·cm⁻⁵. Selbst einer unserer Patienten, der zweimal ein lebensbedrohliches Lungenödem durchmachte, hatte bei der späteren Katheteruntersuchung einen normalen pulmonalen Gefäßwiderstand von 62 dyn·sec·cm⁻⁵. Durch dieses Verhalten des Lungenkreislaufes unterscheidet sich die h. o. K. von den organischen Aortenstenosen, bei denen stärkere Druckerhöhungen im linken Vorhof, bzw. Erhöhung des enddiastolischen Druckes im linken Ventrikel in der Regel mit einer Zunahme des Gefäßwiderstandes in der Lunge einhergehen (KOCHSIEK et al., 1966). Wir haben bei der h. o. K. allerdings nicht den pulmonalen Gefäßwiderstand unter Belastung gemessen, auch in der Literatur fanden wir keinerlei Angaben. Es ist möglich, daß unter diesen Bedingungen der Strömungswiderstand ansteigt.

3. Linksherzkatheterisation

Bei 45 Patienten wurden z. T. wiederholte Linksherzkatheterisationen durchgeführt, 39mal mit der transseptalen Methode, 6mal auf retrogradem Wege. Bei 39 Patienten wurde der linksseitige Vorhofdruck, bei 6 weiteren Patienten der Pulmonalcapillardruck gemessen. Der Mitteldruck im linken Vorhof schwankte zwischen 4 bis 28 mm Hg mit einem Mittelwert von 12,5 mm Hg. Die obere Grenze des normalen Mittelwertes beträgt 12 mm Hg. Sie wurde von 18 unserer 45 Patienten überschritten (40%). In dem Material von BRAUNWALD et al. (1964) waren es 18 von 42 Patienten (43%). Genau wie im rechten Vorhof wurden auch linksseitig häufig auffallend hohe a-Wellen registriert, die in allen Fällen die Höhe der v-Welle übertrafen, was im linken Vorhof beim Vorliegen regelrechter hämodynamischer Bedingungen in der Regel nicht der Fall ist (SANNMANN, 1966). Besonders hohe a-Wellen (> 20 mm Hg) fanden wir bei 14 Patienten (35%), sie schwankten zwischen 21 und 40 mm Hg. Das Vorliegen oder die Abwesenheit einer Mitralinsuffizienz war in den meisten Fällen aus dem Druckablauf im linken Vorhof nicht zu diagnostizieren, worauf wir bereits früher hingewiesen haben (HARMJANZ et al., 1966).

Der enddiastolische Druck im linken Ventrikel schwankte in weiten Grenzen und lag bei 40 Patienten, bei denen er gemessen werden konnte, zwischen 4 und 30 mm Hg, der Mittelwert betrug 16,1 mm Hg, bei 31 Patienten (77%) übertraf er den oberen Normalwert von 12 mm Hg. In dem Kollektiv von FRANK u. BRAUNWALD (1968) betrug der mittlere enddiastolische Druck 17,8 mm Hg und bei 90 der 123 Patienten (73%) überstieg der Wert 12 mm Hg. Auch von zahlreichen anderen Autoren wird der häufig erhöhte enddiastolische linksventrikuläre Druck hervorgehoben (MENGES et al., 1961; WIGLE et al., 1962; PARÉ et al., 1961; STAMPBACH et al., 1962; HANSEN et al., 1962; BEVEGARD et al., 1962; SOULIÉ et al., 1962; MURPHY et al., 1963).

In der Serie von FRANK u. BRAUNWALD (1968) hatten nur 33 Patienten (27%) einen normalen enddiastolischen Druck (< 12 mm Hg). Die Höhe des enddiastolischen Druckes korrelierte nicht mit dem klinischen Schweregrad. 48 Patienten des Schweregrades I hatten im Durchschnitt einen enddiastolischen Druck von $16,5 \pm 1,1$ mm Hg, 49 Patienten des Grades II einen Durchschnittswert von $18,8 \pm 1,0$ mm Hg und 26 Patienten des Schweregrades III und IV einen mittleren Druck von $18,5 \pm 1,9$ mm Hg. Der Durchschnittswert der Patienten mit der familiären Form ($18,5 \pm 1,0$ mm Hg) war nicht signifikant unterschiedlich von den Werten der Patienten mit der sporadischen Form ($17,5 \pm 0,8$ mm Hg). Bei einigen Patienten kam es trotz eines Abfalles des enddiastolischen Druckes zu einer Verschlechterung des klinischen Zustandsbildes.

Die Erhöhung des enddiastolischen Druckes in beiden Ventrikeln ist bei der h. o. K. nicht als Ausdruck einer verminderten Förderleistung mit entsprechender Anhebung des Füllungsdruckes zu werten (Frank-Straub-Starling-Mechanismus), sondern auf eine erschwerte Dehnbarkeit (Compliance) des Ventrikelmyokards infolge der extremen Hypertrophie und wahrscheinlich auch der strukturellen Änderungen der Muskelfasern zurückzuführen. Die erhöhten enddiastolischen Druckwerte weisen ebenso wie die elektronenmikroskopischen Veränderungen darauf hin, daß bei der h. o. K. eine globale, die gesamte Myokardstruktur betreffende Erkrankung des Herzmuskels vorliegt.

Bei 40 unserer Patienten konnten die Drucke im linken Ventrikel proximal der Obstruktion und im Bereich der Aorta bzw. einer peripheren Arterie gemessen werden. Davon wiesen vier Patienten keine Druckgradienten auf, obwohl im Angiokardiogramm die typischen diffusen hypertrophischen Veränderungen der h. o. K. nachgewiesen werden konnten. Bei den restlichen 36 Patienten lagen die Druckgradienten zwischen 10 und 190 mm Hg mit einem Durchschnittswert von 61,1 mm Hg. 15 Patienten wiesen nur eine leichte Obstruktion mit Druckgradienten zwischen 10 und 50 mm Hg auf, bei 11 Patienten war die Obstruktion mittelschwer mit Werten zwischen 50 bis 100 mm Hg und bei 10 Patienten lagen die Druckgradienten höher als 100 mm Hg.

In dem Material von FRANK u. BRAUNWALD (1968) konnte bei 123 Patienten der ventriculo-arterielle Druckgradient bestimmt werden, er schwankte zwischen 0 und 175 mm Hg (Mittelwert 54,3 mm Hg). Die Patienten mit der familiären Form hatten Gradienten, die signifikant niedriger lagen (Mittelwert $42,2 \pm 6,9$ mm Hg) als bei den Patienten mit der sporadischen Form (Mittelwert $60,6 \pm 4,8$ mm Hg; $p < 0,05$). Bei 13 der 39 Patienten mit einer familiären Form war kein Druckgradient nachweisbar ($33^0/_0$), bei aber nur 10 von 89 Patienten mit der sporadischen Form ($12^0/_0$; $p < 0,01$). Der Unterschied der mittleren Druckgradienten der Patienten mit dem Schweregrad I ($48,0 \pm 6,7$ mm Hg) und dem Schweregrad II ($51,5 \pm 5,6$ mm Hg) war nicht signifikant. Dagegen war der mittlere Gradient der Patienten mit dem Schweregrad III und IV ($70,0 \pm 9,3$ mm Hg) von den Patienten mit dem Schweregrad I und II ($49,9 \pm 4,4$ mm Hg) signifikant verschieden ($p < 0,05$).

Bei 23 Patienten wurden Wiederholungsuntersuchungen durchgeführt. Bei 13 dieser 23 Patienten war keine Änderung des Druckgradienten nachweisbar, aber bei 5 dieser 13 Patienten kam es zu einer Verschlechterung des klinischen Zustandes. Bei 6 Patienten nahm der Druckgradient ab, davon blieben 4 Patienten klinisch unverändert, während sich das Befinden eines Patienten besserte. Bei 4 Patienten vergrößerte sich der Druckgradient, bei sämtlichen Patienten trat auch eine klinische Verschlechterung ein.

Auch von zahlreichen anderen Untersuchern sind stark wechselnde Druckgradienten zwischen 0 bis 170 mm Hg mitgeteilt worden (COHEN et al., 1964; WIGLE et al., 1962; SOULIÉ et al., 1962; STAMPBACH et al., 1962; MENGES et al., 1961; BEVEGARD et al., 1962; HANSEN et al., 1962).

Von BRACHFELD u. GORLIN (1959) wurde erstmalig darauf hingewiesen, daß die Druckkurve des linken Ventrikels bei h. o. K. eine charakteristische Kontur aufweist, indem es im ansteigenden Schenkel zu einer typischen Knotung kommt. Diese Knotung setzt etwa in der Höhe ein, in der es zur Ausbildung des Druckgradienten kommt. Bei Rückzugskurven aus der Ventrikelhöhle in die Aorta kann man feststellen, daß die Druckhöhe im „Infundibulum" des linken Ventrikels ziemlich exakt der Ausbildung der Knotung im aufsteigenden Schenkel der Druckkurve des linken Ventrikels entspricht (Abb. 29, 37, 40). Dieses Phänomen wurde auch von zahlreichen anderen Untersuchern bestätigt (MANCHESTER et al., 1963; STAMPBACH et al., 1962; SOULIÉ et al., 1962; LURIE et al., 1962). STAMPBACH et al. (1961) konnten darüber hinaus nachweisen, daß es sich bei diesem Charakteristikum der Ventrikeldruckkurve nicht um ein Kunstprodukt handelt, indem sie am offenen Herzen mittels Druckregistrierung über starre Metallkanülen, die eine hochfrequente, wenig gedämpfte Druckaufnahme erlauben, diese „typische" Druckkurve ebenfalls nachweisen konnten. Für den Nachweis dieses Druckablaufes ist allerdings ein entsprechend frequentes Registriersystem erforderlich. Nach den Angaben von BRAUNWALD et al. (1964) gelingt eine Darstellung nur bei Verwendung von relativ weitlumigen Kathetern (Ch. 8 oder 9), wobei allerdings die Länge des Katheters ebenfalls eine Rolle spielt. Nach den Angaben von LURIE et al. (1962) ist dieser Druckablauf auch im rechten Ventrikel nachweisbar, wenn eine Ausflußbahnobstruktion vorliegt, was von uns bestätigt werden kann. Eine definitive Erklärung für das Zustandekommen dieses Phänomens steht noch aus. Wir glauben, daß die hyperkinetische Druckentwicklung des Myokards mit der raschen Entleerung eines über normal großen Volumens am Beginn der Systole (HERNANDEZ et al., 1964; PIERCE et al., 1964; KREUZER et al., 1967) durch die plötzliche Entwicklung des Druckgradienten zum Zeitpunkt des Einsetzens der Obstruktion abrupt gebremst wird und sich danach ein ähnlich verzögerter, aber kontinuierlicher Druckanstieg fortsetzt, wie wir ihn bei der organischen Aortenstenose kennen. Auf jeden Fall zeigt schon die Kontur der ventrikulären Druckkurve die fundamentalen Unterschiede, die zwischen der h. o. K., insbesondere der IHSS und der organischen Aortenstenose bestehen.

CRILEY et al. beschrieben 1965 7 Patienten mit h. o. K., bei denen sie intraventrikuläre Druckdifferenzen nachweisen konnten, ohne daß eine Ausflußbahnobstruktion vorlag. Durch cineangiographische Darstellungen konnten sie nachweisen, daß diese Druckdifferenzen durch Abschnürungen der druckaufnehmenden Katheterspitze innerhalb der mächtigen hypertrophischen Muskulatur zustande kam (catheter entrapment). Teilweise kam es aber auch zu einer so vollständigen Entleerung der freien Ventrikelhöhle, daß auch hierdurch eine vollständige Abschnürung der Katheterspitze resultierte (Ventrikelobliteration). CRILEY et al. (1965) konnten gleichzeitig zeigen, daß je nach der Lokalisation der Abschnürung sehr wechselnde Druckgradienten gemessen wurden und sie vermuteten, daß die große Variabilität der hämodynamischen Veränderungen bei der IHSS zu einem großen Teil durch die Nichtbeachtung des „catheter entrapment" bedingt sei, und daß eine unterschiedliche funktionelle Ausflußbahnobstruktion nur eine untergeordnete Rolle spiele. Aufgrund ihrer Ergebnisse entwarfen CRILEY et al. (1965) ein neues Konzept über den hämodynamischen Mechanismus bei der IHSS (Abb. 28).

In einer sehr gründlichen Studie wurde das Konzept von CRILEY et al. (1965) durch Ross et al. (1966) überprüft. Diese Autoren führten mit nur endständig offenem Katheter Druckmessungen im Einflußtrakt des linken Ventrikels durch. Sie konnten nachweisen, daß bei eindeutig freier, d. h. nicht abgeschnürter Katheterlage in der Einflußbahn des linken Ventrikels direkt distal der Mitralklappe bereits systolische Drucke vorhanden waren, die oberhalb des systolischen Aortendruckes lagen (Abb. 28). Damit war die Existenz von Ausflußbahnobstruktionen sicher bewiesen.

In einigen Fällen fanden auch wir intraventrikuläre Druckdifferenzen durch den Mechanismus des „catheter entrapment". Solche intraventrikulären Druckdifferenzen waren auch bereits früher bei herzgesunden Hunden (PIPERI, 1912; WIGGERS, 1921; HAMILTON et al., 1935; GREGG et al., 1937; GAUER, 1950; KRASNOW et al., 1963; CROSS et al., 1963; MARTIN et al., 1963; DEBONO et al., 1965; MORROW et al., 1965; DIEUDONNE, 1966), bei hypertrophierten Hundeherzen (McLAUGHLIN et al., 1961; BLUNDELL, 1967), in Ruhe (PIPER, 1912; WIGGERS, 1921; HAMILTON et al., 1935; GREGG et al., 1937) unter der Applikation positiv inotroper Substanzen (KRASNOW et al., 1963; MARTIN et al., 1963; WHITE et al., 1965; MORROW et al., 1965; McLAUGHLIN et al., 1961; BLUNDELL et al., 1967) nach Stimulation des Ganglion stellatum (DIEUDONNE, 1966) oder im hämorrhagischen Schock (GAUER, 1950; MARTIN et al., 1963; MARTIN et al., 1965) beschrieben worden und von einem Teil dieser Autoren fälschlich als IHSS diagnostiziert worden. In der Folgezeit hat es sich dann aber gezeigt, daß diese intraventrikulären Druckdifferenzen bei Hunden nicht durch eine Obstruktion der Ausflußbahn hervorgerufen wurden, sondern daß sie durch eine Abschnürung des druckaufnehmenden Katheters durch intrakavitäre Muskelbündel oder durch eine vollständige Obliteration der Ventrikelhöhle während der Systole zustande kommen (MARTIN et al., 1963; WHITE et al., 1965; MORROW et al., 1965; DIEUDONNE, 1966; McLAUGHLIN, 1961).

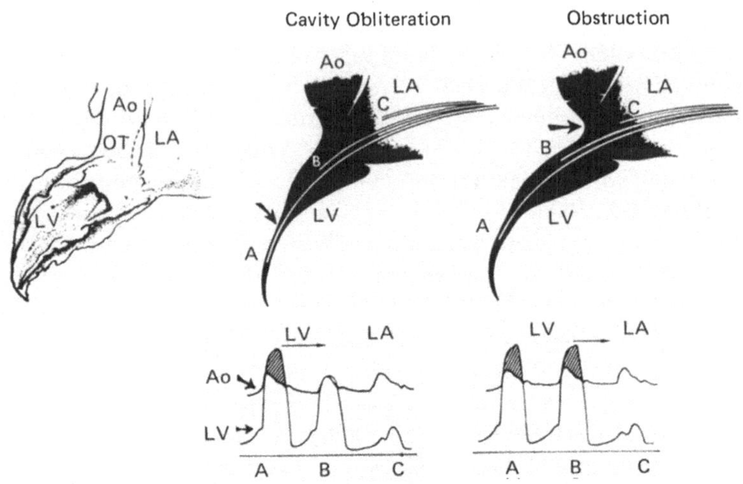

Abb. 28. Schematische Darstellung des Mechanismus der Entstehung einer intraventrikulären Druckdifferenz („catheter entrapment" bzw. „Ventrikelobliteration")
und eines Druckgradienten infolge einer Ausflußbahnobstruktion. Links: Normale
Anatomie des linken Ventrikels in Systole. LV: Freie Ventrikelhöhle; OT: Ausflußtrakt; AO: Aorta; LA: Linker Vorhof. Im mittleren Schema ist in Position A
ein „catheter entrapment" dargestellt. Der Druck bei A zeigt eine Druckdifferenz
zwischen linkem Ventrikel und Aorta, in Position B liegt der Katheter in der
freien Ventrikelhöhle, eine Druckdifferenz zur Aorta besteht nicht mehr; in Position C liegt der Katheter im linken Vorhof. Im rechten Schema ist bei der Katheterlage A in der Peripherie des linken Ventrikels ein Druckgradient zur Aorta
vorhanden, dieser Druckgradient bleibt auch nach Rückzug des Katheters in die
Einflußbahn unterhalb der Mitralklappe erhalten (B). In Position C ist der
Katheter in den linken Vorhof zurückgezogen. Der Unterschied zwischen dem
„catheter entrapment" (Mitte) und der Ausflußbahnobstruktion (rechts) besteht
darin, daß beim „catheter entrapment" in der Einflußbahn des linken Ventrikels
dicht unterhalb der Mitralklappe kein systolischer Druckgradient zur Aorta besteht,
während bei der Ausflußbahnobstruktion dicht unterhalb der Mitralklappe in
der Einflußbahn bereits ein Druckgradient vorhanden ist. Nach J. Ross, Jr., et al.:
Circulation 34, 558 (1966)

WIGLE et al. (1967) haben in einer sehr detaillierten Studie an 8 Patienten mit einer Ausflußbahnobstruktion und bei 10 Patienten mit der nicht
obstruktiven Form der h. o. K. die Befunde von CRILEY et al. (1965) sowie
Ross et al. (1966) nachgeprüft und sie kommen zu dem Ergebnis, daß es
ohne jeden Zweifel Kardiomyopathien mit Ausflußbahnobstruktion und
damit echte IHSS-Fälle und Kardiomyopathien mit schwerer kardialer
Hypertrophie ohne Ausflußbahnobstruktion, aber mit dem Nachweis intraventrikulärer Druckdifferenzen infolge „catheter entrapment" gibt. Nach
den Angaben von WIGLE et al. (1967) besteht aufgrund der klinischen
Symptomatik und der physikalischen Befunde keine Möglichkeit zur Unter-

scheidung dieser beiden Typen, eine Ansicht, die später revidiert wurde
(siehe Kapitel Carotispulskurve), während Harmjanz et al. (1967) aufgrund
unterschiedlicher elektrokardiographischer Kriterien eine gewisse Differenzierung erreichen konnten. In ihrer Studie weisen Wigle et al. (1967) auf
die völlige Wertlosigkeit der Rückzugskurve aus dem linken Ventrikel in
die Aorta zur Differentialdiagnose zwischen IHSS und nichtobstruktiven
Formen der h. o. K. hin (Abb. 29). Sie konnten weiter zeigen, daß bei Ka-

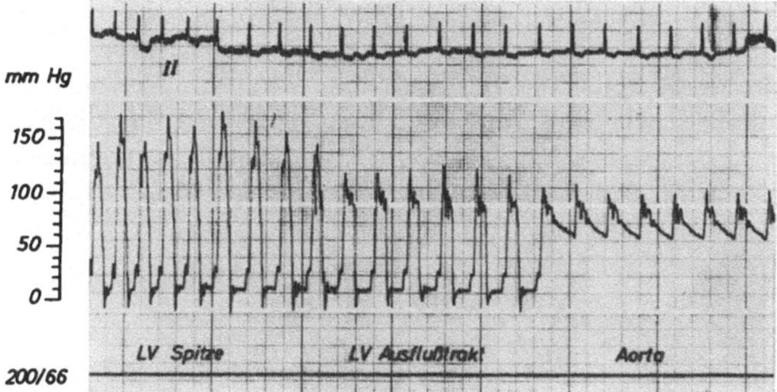

Abb. 29. Rückzugskurve aus dem linken Ventrikel in die Aorta. Eine solche Kurve
ist für die Differenzierung von Ausflußbahnobstruktion und „catheter entrapment"
nicht geeignet, da nicht zu entscheiden ist, ob die Position „LV-Spitze" der freien
Ventrikelhöhle und/oder einer abgeschnürten Myokardtasche entspricht. Dement-
sprechend kann die Position „LV-Ausflußtrakt" sowohl dem „Infundibulum" als
auch der freien Ventrikelhöhle entsprechen

theterlagen außerhalb der angiokardiographisch dargestellten Ventrikelhöhle
während der Systole, also eine „intramyokardiale" Katheterlage nicht un-
bedingt ein „catheter entrapment" mit einer intraventrikulären Druckdifferenz vorzuliegen braucht (Abb. 15, 21, 22). Ebenso wie vorher Ross et al.
(1966) heben auch Wigle et al. (1967) noch einmal eindringlich hervor, daß
der erhöhte Druck in der Einflußbahn des linken Ventrikels, direkt distal
der Mitralklappe bei freier intracavitärer Katheterlage das entscheidende
Kriterium für die Diagnose einer Ausflußbahnobstruktion darstellt (Abb. 28).
Wegen der Indikationsstellung für eine chirurgische Korrektur ist eine exakte
differentialdiagnostische Abklärung unumgänglich.

Im Gegensatz zur organischen Aortenstenose, bei der in der Regel ein
erniedrigter systolischer arterieller Druck mit einer Verkleinerung der Amplitude vorliegt, ist das Verhalten des Blutdrucks bei der h. o. K. unauffällig. Die systolischen RR-Werte bewegten sich bei unseren Patienten zwischen 90 und 170 mm Hg mit einem Mittelwert von 122 mm Hg. Die Blut-

druckamplitude lag zwischen 30 und 70 mm Hg mit einem Mittelwert von 45,7 mm Hg, während der arterielle Mitteldruck mit 85,7 mm Hg in niedrig normalen Bereichen lag. Der periphere Gefäßwiderstand bewegte sich zwischen 590 bis 1650 dyn·sec·cm^{-5} mit einem Mittelwert von 1202 dyn·sec ·cm^{-5}, der im Normbereich liegt. Auch hier bestehen Unterschiede gegenüber der organischen Aortenstenose, bei der in der Regel ein erniedrigter peripherer Strömungswiderstand vorliegt.

BRAUNWALD et al. (1964) verglichen bei ihren Patienten die klinischen Symptome der Dyspnoe, Angina pectoris, Synkopen, Schwindel und Ödeme mit der Größe des systolischen Druckgradienten und der Höhe des enddiastolischen Druckes im linken Ventrikel. Sie konnten keine Abhängigkeit der klinischen Symptomatik von den hämodynamischen Veränderungen feststellen. Ähnlich wie bei der organischen Aortenstenose sind die hämodynamischen Abweichungen, insbesondere der systolische Druckgradient zwischen linkem Ventrikel und Aorta kein Parameter für den klinischen Schweregrad.

XIII. Mitralinsuffizienz

Bereits in den ersten Mitteilungen über die IHSS wurde auf die häufige Kombination mit einer Mitralinsuffizienz hingewiesen. In dem Kollektiv von BRAUNWALD et al. (1964) wiesen 14 von 31 Patienten, bei denen verwertbare Angiokardiogramme mit Kontrastmittelinjektion in den linken Ventrikel angefertigt wurden, ein Regurgitationsvolumen auf (45%). Diese Patienten waren mit einem Durchschnittsalter von 32,8 Jahren deutlich älter als die übrigen Patienten (Durchschnittsalter 17,9 Jahre). Die Patienten mit einer Mitralinsuffizienz boten ein signifikant schwereres Krankheitsbild als die übrigen Patienten. Diese Angabe kann von uns bestätigt werden. Ein Zusammenhang mit einer positiven Familienanamnese, der Höhe des ventriculo-arteriellen Druckgradienten oder der Kontur der arteriellen Pulskurve konnten BRAUNWALD et al. 1964 nicht feststellen. Dagegen wiesen die Patienten mit Mitralinsuffizienz einen signifikant höheren enddiastolischen Ventrikeldruck auf. Von STAMPBACH u. SENN (1962) wurde bei 2 von 4 Patienten eine Mitralinsuffizienz beschrieben, HANSEN et al. (1962) fanden sie bei 3 von 4 Patienten, SOULIÉ et al. (1962) bei 3 von 5 Patienten, die gleiche Zahl geben NORDENSTRÖM u. OVENFORS (1962) an, COHEN et al. (1964) fanden eine mitrale Regurgitation bei 10 von 25 Patienten (40%). Bei unserem Krankengut wurden in 34 Fällen verwertbare Angiokardiographien mit Kontrastmittelinjektionen in den linken Ventrikel angefertigt. Bei 10 Patienten fand sich ein Reflux in den linken Vorhof, bei 2 weiteren Patienten wurde durch eine Injektion kalter Salzlösung in den linken Ventrikel und Temperaturmessung im linken Vorhof (HARMJANZ et al., 1967) eine Regurgitation nachgewiesen, so daß von 12 bei 36 daraufhin speziell untersuchten Fällen eine Mitralinsuffizienz nachweisbar war (33%); (Abb. 18, 19, 26). Alle Untersucher sind sich darüber einig, daß es sich bei der h. o. K. immer um eine funktionelle Mitralinsuffizienz handelt, d. h., daß keine echte Klappenläsion vorliegt. So konnten WILSON et al. (1967) das Auftreten einer Mitralinsuffizienz oder eine Zunahme des Regurgitationsvolumens unter Isoproterenolinfusion nachweisen, und RACKLEY et al. (1966) fanden einen einmaligen mitralen Reflux nach einer postextrasystolischen Herzaktion, während bei regelrechtem Sinusrhythmus kein Rückstrom vorhanden war. Aus diesen Beobachtungen ist zu folgern, daß die Verstärkung der Kontraktilität für die Entstehung der mitralen Regurgitation bedeutsam sein muß.

WIGLE et al. (1967) untersuchten bei 33 Patienten das Ausmaß der Regurgitation in den linken Vorhof mittels der Farbstoffverdünnungsmethode mit Indicatorinjektion in den linken Ventrikel und simultaner Konzentrationsmessung im linken Vorhof und am rechten Ohr. Die Autoren verwandten damit eine ähnliche Technik, wie wir sie seit Jahren zum Nachweis einer Mitralinsuffizienz angewandt haben (HARMJANZ et al., 1967). WIGLE et al. (1967) fanden bei allen 33 Patienten eine Mitralinsuffizienz, allerdings in stark wechselndem Ausmaß. Bei 15 Patienten wiederholten WIGLE et al. (1967) ihre Untersuchungen nach einer Angiotensininfusion. Hierdurch kann bei der h. o. K. eine vollständige Aufhebung oder eine erhebliche Reduzierung der Ausflußbahnobstruktion erreicht werden. Während bei der gewöhnlichen Mitralinsuffizienz infolge Klappenläsion durch eine Erhöhung des arteriellen und damit auch des intraventrikulären Druckes, z. B. durch Angiotensin eine Vergrößerung des mitralen Regurgitationsvolumens bewirkt wird (BRAUNWALD et al., 1958; WIGLE et al., 1967; eigene Erfahrungen), kam es bei 11 der 15 Patienten, die WIGLE et al. (1967) untersuchten, parallel zu der Reduktion der Ausflußbahnobstruktion auch zu einer deutlichen Verkleinerung des Regurgitationsvolumens in den linken Vorhof (Abb. 37). Die Autoren vermuten, daß bei den 11 Patienten die Mitralinsuffizienz sekundär durch die Ausflußbahnobstruktion bedingt war, während sie bei den restlichen 4 Patienten unabhängig davon war. Bei einem dieser Patienten konnte tatsächlich nachgewiesen werden, daß eine zusätzliche Abnormität an einer Mitralklappe vorlag. WIGLE et al. (1967) empfehlen, vor der Indikationsstellung zu einer operativen Behandlung der h. o. K. die mitrale Regurgitation vor und nach Angiotensininfusion zu prüfen. Bei einer Abnahme des Rückstromvolumens ist durch die Beseitigung der Ausflußbahnobstruktion auch mit einer Besserung der Mitralinsuffizienz zu rechnen, während bei einer gegenteiligen Reaktion eine zusätzliche organische Mitralklappenläsion vorliegen dürfte.

Der genaue funktionelle Mechanismus für die Ausbildung der Mitralinsuffizienz blieb jedoch lange unklar. Aufgrund eingehender angiokardiographischer oder kineangiokardiographischer Analysen in verschiedenen

Ebenen konnte durch Ross et al. (1966) sowie Criley et al. (1965) und Simon et al. (1967) Veränderungen in der Ausflußbahn des linken Ventrikels mit Einbeziehung des vorderen Mitralsegels dargestellt werden. Edwards (1965) beschrieb die Verformung der Ausflußbahn des linken Ventrikels aus pathologisch anatomischer Sicht. Danach ergeben sich bei der h. o. K. die folgenden Verhältnisse.

Voraussetzung für das Zustandekommen eines wirksamen Druckgradienten in der Ausflußbahn des linken Ventrikels ist eine massive Hypertrophie der basisnahen Partien (dicht unterhalb des membranösen Anteiles) des Ventrikelseptums. Dieser hyertrophische Muskelwulst wölbt sich bei der systolischen Kontraktion von vorn und medial in die Ausflußbahn des linken Ventrikels vor. Diese von vorn und medial ausgehende Einengung der Ausflußbahn ist aber alleine nicht in der Lage, einen wirksamen Druckgradienten zu erzeugen, solange die hintere Begrenzung der Ausflußbahn, nämlich das anteriore Mitralklappensegel voll schwingungsfähig bleibt. Während der Systole wölbt sich normalerweise das Mitralsegel konvexbogig in den linken Vorhof vor und gibt dadurch genügend Raum für einen unbehinderten Blutauswurf in die Aorta, auch wenn muskuläre Vorwölbungen aus dem Ventrikelseptum vorliegen. Durch die Hypertrophie der freien Wand des linken Ventrikels und ganz besonders durch die beträchtliche Hypertrophie des vorderen Papillarmuskels sowie der Achsenknickung des linken Ventrikels (siehe Abschnitt Angiokardiographie) wird die Schwingungsfähigkeit des vorderen Mitralklappensegels jedoch eingeschränkt, so daß ein vollständiges vorhofwärts konvexes Durchschwingen der Klappe während der Systole nicht mehr möglich ist. Darüber hinaus werden durch die Myokardhypertrophie die Chordae tendineae an ihrer freien Beweglichkeit gehindert und es kommt zu einer mehr oder weniger stark ausgeprägten Streckstellung des vorderen Mitralklappensegels. Dadurch wird aber auch die hintere Begrenzung der Ausflußbahn des linken Ventrikels eingeengt, so daß in Verbindung mit dem hypertrophischen Muskelwulst aus dem Ventrikelseptum eine wirksame Engstellung der Ausflußbahn mit Ausbildung eines Druckgradienten zustande kommen kann.

Dabei scheint die Streckstellung des vorderen Mitralklappensegels, die von Shah et al. (1969) auch durch Ultraschallkardiographie nachgewiesen wurde, funktionell zumindest ebenso wichtig zu sein, wie die muskuläre Einengung ausgehend vom Ventrikelseptum. Edwards (1965) beschrieb einen Fall, bei dem die erkrankte Mitralklappe durch eine Starr-Edwards-Prothese ersetzt werden mußte. Bei diesem Eingriff war entgegen der üblichen Technik das vordere Mitralklappensegel samt seiner Aufhängung an den Papillarmuskeln belassen worden. Das Mitralsegel spannte sich als dorsale Begrenzung der Ausflußbahn des linken Ventrikels über den Kugelkäfig der Starr-Edwards-Prothese und wurde dadurch sogar geringfügig in die Ausflußbahn vorgewölbt. Hierdurch war es zur Ausbildung eines langen Obstruktionskanals gekommen. Der wichtige funktionelle Anteil des vorderen Mitralsegels an der Obstruktion der Ausflußbahn geht auch daraus hervor, daß bei nahezu allen Autopsiebefunden auf die Verdickung und Fibrosierung des Klappensegels hingewiesen wurde (BRAUNWALD et al., 1964).

Der Mechanismus der Beteiligung der Mitralklappe an der Deformierung der Ausflußbahn macht auch das häufige und oftmals vom Funktionszustand des Herzens abhängige Auftreten einer mitralen Regurgitation bei der h. o. K. verständlich. Wenn die Schwingungsfähigkeit des vorderen Mitralsegels in einem gewissen Ausmaß eingeschränkt ist, muß es zu einer Schlußunfähigkeit der Klappe kommen. Die Einschränkung der Schwingungsfähigkeit kann aber vom Funktionszustand des Myokards abhängen. Bei einer sehr kräftigen Kontraktion der Ventrikelmuskulatur und der Papillarmuskeln kann die Abknickung der Ventrikelachse und die Verdrängung der Chordae tendineae so beträchtlich sein, daß ein vollkommener Schluß beider Mitralklappensegel nicht mehr möglich ist. Da dies zwangsläufig mit einer Zunahme der Streckstellung des vorderen Mitralklappensegels einhergeht, muß sich auch die Ausflußbahnobstruktion verstärken. Solch wechselnde Mitralinsuffizienzen wurden von WILSON et al. (1967) nach Isoproterenolinfusionen beobachtet. RACKLEY et al. (1966) beschrieben isolierte Regurgitationen nach einer postextrasystolischen Herzaktion, wir fanden wechselnde Regurgitationsvolumina in Abhängigkeit von der Herzfrequenz und der PQ-Zeit. WIGLE et al. (1967) konnten wechselnde Regurgitationsvolumina in Abhängigkeit von der Höhe des intraventrikulären Druckes und der Größe des ventriculo-arteriellen Druckgradienten nachweisen.

XIV. Coronardurchblutung, O₂-Verbrauch, Kontraktilität

Bei 8 Patienten mit h. o. K. wurde mittels der Argon-Methode die Coronardurchblutung und der O₂-Verbrauch in Ruhe und nach medikamentöser Senkung des Coronarwiderstandes bestimmt (KOCHSIEK et al., 1971). Die Coronardurchblutung lag mit durchschnittlich $89 \pm 9,6$ ml/min·100 g im oberen Bereich der Norm. Auch der O₂-Verbrauch ergab mit $9,8 \pm 0,9$ ml/min·100 g einen hohen Normalwert. Nach medikamentöser Coronardilatation stieg die Coronardurchblutung im Durchschnitt auf $+400\%$ an, d. h. die Coronarreserve dieser Patienten war normal. Unter der Coronarreserve verstehen wir das Verhältnis des coronaren Gefäßwiderstandes unter den Ausgangsbedingungen zum coronaren Gefäßwiderstand nach maximaler Coronardilatation (BRETSCHNEIDER, 1967). Das regelrechte Verhalten des Coronarwiderstandes ist ein wichtiger Befund hinsichtlich der Pathogenese der bei dieser Erkrankung so häufigen stenokardischen Beschwerden.

Bei der gleichen Patienten-Gruppe wurden der systolische und enddiastolische Druck im linken Ventrikel, die maximale Druckanstiegsgeschwindigkeit *(dp/dt* max) und die maximale Druckabfallsgeschwindigkeit *(dp/dt* min)* des linken Ventrikels sowie der Tension-Time-Index, die äußere Herzarbeit, die Herzfrequenz und der Herzindex bestimmt. Der systolische Druck war entsprechend der Ausflußbahnobstruktion erhöht (188 ± 16 mm Hg). Auch der enddiastolische Druck lag bei allen Fällen über 12 mm Hg (18,6 ± 2,2 mm Hg). Die maximale Druckanstiegsgeschwindigkeit war im Mittel deutlich erhöht (2700 ± 300 mm Hg/sec). Der Tension-Time-Index (SARNOFF et al., 1958, modifiziert nach BRETSCHNEIDER, 1967), die äußere Herzarbeit und der Herzindex (3,63 ± 0,43 l/min/m²) waren mäßig erhöht, während die Herzfrequenz (74 ± 3,5/min) im Normbereich lag. Die Beziehung *dp/dt* max zum isometrischen Druck-Zeit-Integral (IFT, SIEGEL et al., 1963 u. 1964) und auch das Zeitintervall vom Beginn der Kontraktion bis zum Gipfel der Druckanstiegsgeschwindigkeit (SIEGEL et al., 1963 u. 1964) waren nicht verändert. Diese Befunde sprechen mit einer gewissen Zurückhaltung für eine regelrechte Kontraktilität des linken Ventrikels. Da der Radius des linken Ventrikels bei der h. o. K. im allgemeinen klein ist, läßt sich bei der Anwendung des Laplaceschen Gesetzes abschätzen, daß die Wandspannung in Verbindung mit der beträchtlich vermehrten Wanddicke trotz des erhöhten intraventrikulären Druckes herabgesetzt ist. Diese Annahme wird durch den normalen Energiebedarf des linken Ventrikels gestützt. Bei regelrechter kontraktiler Ausgangslage und normaler Herzfrequenz ist bei der h. o. K. die Wandspannung wahrscheinlich so niedrig, daß die Erhöhung des systolischen Druckes und der maximalen Druckanstiegsgeschwindigkeit zu keiner nennenswerten Steigerung des O_2-Verbrauches führt.

XV. Brockenbrough-Phänomen

1961 wurde von BROCKENBROUGH et al. ein Phänomen bei der IHSS beschrieben, das kurze Zeit später von BEUREN et al. (1961) bestätigt werden konnte und seitdem als ein wichtiges hämodynamisches Zeichen für die Erkennung einer IHSS gilt. Nach einer Extrasystole, gleich welchen Ursprungs, mit kompensatorischer Pause führt die nachfolgende Herzaktion bei der IHSS im allgemeinen zu einer Vergrößerung des Druckgradienten sowie einer Verkleinerung der Amplitude des arteriellen Druckes (Abb. 30). Bei normalen hämodynamischen Verhältnissen oder organischen Aortenstenosen kommt es dagegen nach einer kompensatorischen Pause zu einer Verstärkung der nachfolgenden Kontraktion mit einer Erhöhung des systolischen Druckes im Ventrikel und in den peripheren Arterien, zu einer Verlängerung der Austreibungszeit und zu einer Vergrößerung der Blutdruckamplitude (Abb. 31). Obwohl die Abhängigkeit der Blutdruckamplitude vom Schlagvolumen außerordentlich komplex ist, führt eine Vergrößerung des Schlagvolumens, wenn ein regelrechter Gefäßtonus vor-

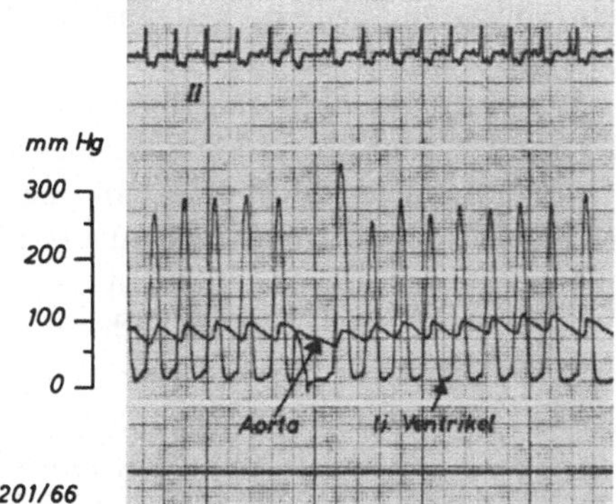

Abb. 30. „Typisches" postextrasystolisches Verhalten (Brockenbrough-Phänomen). Der linke Ventrikeldruck steigt von 290 auf 350 mm Hg an, der systolische Aortendruck fällt von 90 auf 70 mm Hg ab; dabei verringert sich die Druckamplitude von 30 auf 20 mm Hg

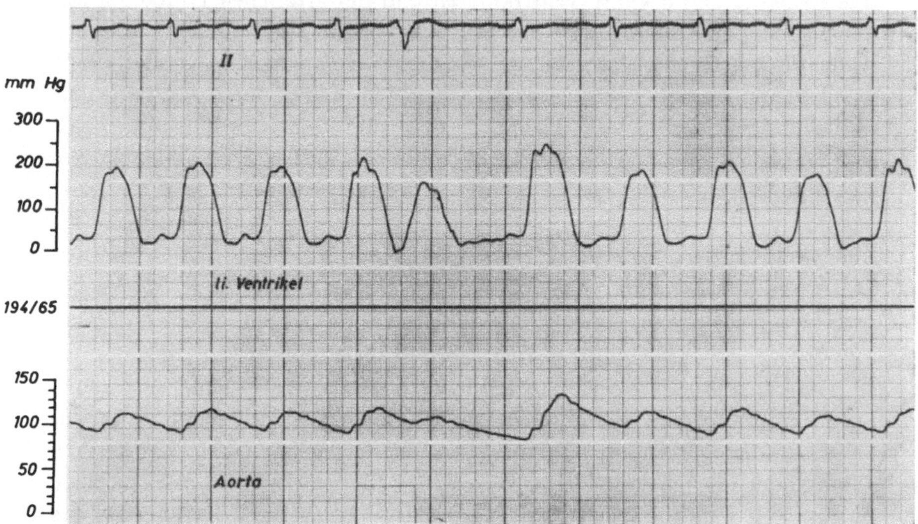

Abb. 31. Postextrasystolisches Druckverhalten bei einer valvulären Aortenstenose. Im Gegensatz zur hypertrophischen obstruktiven Kardiomyopathie steigen systolischer Ventrikel- und Aortendruck gleichsinnig an

liegt, im allgemeinen auch zu einer Vergrößerung der Blutdruckamplitude. Die Abhängigkeit beider Größen ist aber keinesfalls linear (HAMILTON et al., 1947). Trotzdem zeigt eine plötzliche Vergrößerung der Blutdruckamplitude im allgemeinen auch eine Zunahme des Schlagvolumens an. Die Ursache der verstärkten Kontraktion nach einer kompensatorischen

Pause ist bisher nicht vollständig geklärt. Bei experimentellen Induktionen rhythmischer Kontraktionen konnte aber sowohl an peripheren Muskelstreifen (HOFFMANN et al., 1956) als auch am Herzmuskel (LENDRUM et al., 1960) diese Grundeigenschaft einer Verstärkung der Kontraktion nach einem vorzeitig einfallenden Impuls mit anschließender Pause nachgewiesen werden. Auch bei einer organischen Aortenstenose bleibt dieses physiologische Verhalten des Myokards gewahrt: Nach einer Extrasystole mit kompensatorischer Pause steigen sowohl der ventrikuläre als auch der arterielle systolische Druck an — letzterer kann gelegentlich auch unverändert bleiben — und die Blutdruckamplitude wird vergrößert (Abb. 31). Es ist zu vermuten, daß bei der IHSS die verstärkte postextrasystolische Kontraktion auch zu einer Zunahme der Ausflußbahnobstruktion und damit zu einer Erhöhung des systolischen Ventrikeldruckes und zu einer Vergrößerung des ventriculo-arteriellen Druckgradienten führt. Hierfür spricht auch das Verhalten des Druckes im „Infundibulum", der ebenfalls abfällt.

Dieser Mechanismus konnte von PIERCE et al. (1964) durch intraoperative Registrierung des intraventrikulären und des arteriellen Druckes sowie durch simultane Messung des Vorwärtsschlagvolumens mittels elektromagnetischer flowmeter nachgewiesen werden. Auch von KREUZER et al. (1967) wurde dieses Verhalten bestätigt. Bei einem Normalfall sowie bei Patienten mit einer organischen Aortenstenose, gleichgültig ob valvulär, sub- oder supravalvulär, kam es während der postextrasystolischen Herzaktion immer zu einer Vergrößerung des Schlagvolumens, auch wenn eine Isoproterenolinfusion vorausgegangen war, während der systolische Druck innerhalb des Ventrikels und der arterielle Druck gleichsinnig anstiegen und damit der Druckgradient unverändert blieb. Dagegen fanden PIERCE et al. (1964) bei der IHSS postextrasystolisch regelmäßig eine Abnahme des Vortwärtsschlagvolumens und eine Zunahme des Druckgradienten.

Dieses „typische" Verhalten des postextrasystolischen Phänomens konnten BRAUNWALD et al. (1964) aber nur bei 45 von 57 Patienten nachweisen, bei denen dieses Phänomen überprüft wurde. Sie fanden dabei, daß die Abnahme oder die fehlende Vergrößerung der Blutdruckamplitude nach einer Extrasystole häufiger und zuverlässiger auftraten, als die Vergrößerung des ventriculo-arteriellen Druckgradienten.

Von den 12 Patienten, die ein regelrechtes Puls- und Druckverhalten nach einer Extrasystole zeigten, hatten 7 Patienten keinen ventriculo-arteriellen Druckgradienten. Ein weiterer entwickelte während der Untersuchung einen Druckgradienten und zeigte dann auch das „typische" postextrasystolische Phänomen. 2 weitere Patienten hatten nur einen sehr kleinen Druckgradienten unter 5 mm Hg, während bei den restlichen beiden Patienten Druckgradienten von 22 bis 25 mm Hg vorlagen. Bei 4 der 12 Patienten gelang es durch eine Isoproterenolinfusion (siehe unten) einen Druckgradienten zu erzeugen, diese Patienten entwickelten dann auch das „typische" post-extrasystolische Verhalten.

Ähnliche Beobachtungen wurden auch von WHALEN et al. (1963) mitgeteilt. Auch in unserem Material konnten wir feststellen, daß bei Patienten mit einem signifikanten Druckgradienten in der Regel auch ein „typisches" postextrasystolisches Phänomen vorhanden war, während dies bei fehlenden Druckgradienten oftmals nicht nachweisbar war. Weiterhin konnten auch wir die Beobachtung von BRAUNWALD et al. (1964) bestätigen, daß bei einem „typischen" postextrasystolischen Verhalten die Kontur des arteriellen Pulses nach der Extrasystole häufig die „typische" doppelgipflige Form annimmt, auch wenn diese vorher nicht vorhanden war. Das Phänomen des postextrasystolischen Pulsverhaltens ist nach der ersten Mitteilung von BROCKENBROUGH et al. (1961) von einer großen Anzahl weiterer Untersucher in vielen Fällen bestätigt und in einzelnen Fällen aber auch vermißt worden (MENGES et al., 1961, 1962; MOLTHAN et al., 1962; CALVIN et al., 1962; BOITEAU et al., 1961; CLELAND et al., 1963; MC GUIRE et al., 1964; WIGLE et al., 1963; BEUREN et al., 1961).

XVI. Provokationstests

1. Digitalis

Nachdem abgeklärt werden konnte, daß eine Verstärkung der systolischen Kontraktion zu einer weiteren Einengung der Ausflußbahn führte, wurde der Einfluß von positiv-inotrop wirkenden Pharmaka untersucht. Dabei überraschte es nicht, daß auch die Digitalisglykoside in der Regel zu einer Vergrößerung des ventriculo-arteriellen Druckgradienten führen. Während bei der organischen Aortenstenose durch Digitalis eine Abnahme des enddiastolischen Druckes, eine Zunahme des Herzzeitvolumens sowie ein geringer intraventrikulärer und arterieller Druckanstieg bei leicht vergrößertem oder konstantem Druckgradienten erreicht wird, führen die Digitalisglykoside bei der IHSS in vielen Fällen zu einem Anstieg des enddiastolischen Druckes und einer beträchtlichen Zunahme des intraventrikulären Druckes, während der arterielle Druck konstant bleibt oder nur leicht ansteigt, woraus eine Vergrößerung des Druckgradienten resultiert. Das Herzzeitvolumen bleibt dabei unverändert (Abb. 32). Die mit Hilfe der von GORLIN (1951) angegebenen Formeln zur Berechnung der Klappenöffnungsfläche ermittelten Stenosegrade ergeben eine deutliche Abnahme der effektiven Öffnungsfläche. Es ist jedoch fragwürdig, ob die von GORLIN et al. (1951) angegebenen Formeln geeignet sind, die Größe der eingeengten Ausflußbahn der Ventrikel durch muskuläre Obstruktion zu berechnen. Die Gorlinschen Formeln setzen voraus, daß die Druckdifferenz proximal und

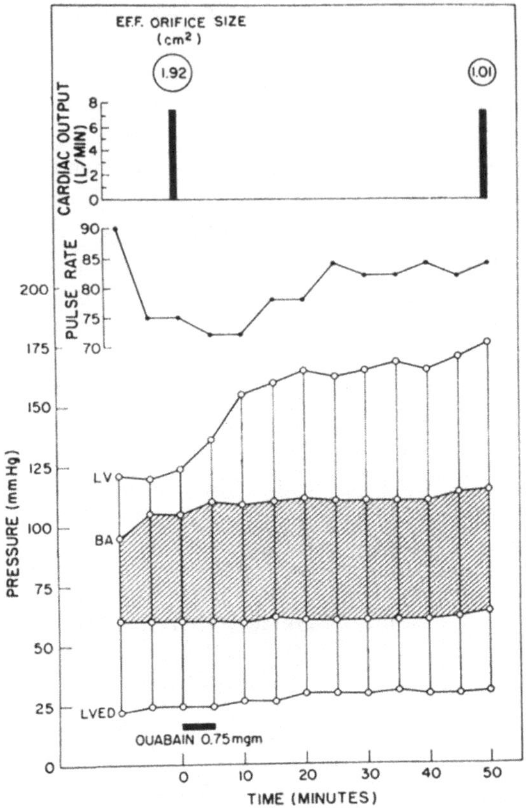

Abb. 32. Hämodynamischer Effekt von Ouabain bei einem Patienten mit obstruktiver Kardiomyopathie. Man erkennt, daß der systolische Ventrikeldruck beträchtlich ansteigt, während der systolische Arteriendruck praktisch unverändert bleibt. Das Herzminutenvolumen ändert sich nicht, während die Pulsfrequenz anfänglich absinkt, dann wieder ansteigt, aber nicht den Ausgangswert erreicht. Der enddiastolische Druck im linken Ventrikel steigt geringfügig an. Ein solches Verhalten ist aber nicht regelmäßig nachweisbar. Nach BRAUNWALD et al.: Circulation **29/30**, Suppl. IV, 83 (1964)

distal einer Stenose nahezu ausschließlich durch eine zweidimensionale Einengung bewirkt wird, was bei den Herzklappen cum grano salis auch zutreffend ist, da die Länge der Stenose praktisch vernachlässigt werden kann, obwohl GORLIN et al. (1951) diese Verhältnisse sogar berücksichtigen, indem sie für die verschiedenen Herzklappen gesonderte Widerstandswerte angeben. Bei der IHSS ist die Stenose aber nicht zweidimensional, sondern ein nicht unerheblicher Anteil des Druckgradienten wird durch den gegenüber einer Klappenstenose um ein Vielfaches verlängerten „Obstruktionskanal" hervorgerufen. Die Länge dieser Stenosierung wird aber wegen der Überlagerungs- und der Projektionseffekte auch auf sehr genauen konventionellen Angiokardiographien oder bei kineangiokardiographischen Untersuchungen nicht einmal abzuschätzen, geschweige denn einigermaßen exakt zu bestimmen sein.

Die Zunahme der Ausflußbahnobstruktion und die Erhöhung des intraventrikulären Druckes durch die Digitalisklykoside ist von großer praktischer Bedeutung, da damit streng genommen eine Kontraindikation für die Anwendung der Digitaliskörper bei der IHSS besteht. So sind von mehreren Autoren auch Verschlechterungen des klinischen Zustandes nach Digitalisgaben berichtet worden (MANCHESTER, 1963; SAMET et al., 1964; BURCHELL, 1963; WIGLE et al., 1963; TAYLOR et al., 1964). BOITEAU et al. (1961) berichten dagegen über eine deutliche Besserung nach Digitalisgaben. Auch BRAUNWALD et al. (1964) sahen bei einigen ihrer Patienten mit einer fehlenden oder einer geringfügig ausgebildeten Obstruktion eine klinische Besserung. Eine unserer Patientinnen, die am Ende einer Schwangerschaft schwer dekompensierte, konnte nach der Entbindung durch Digitaliskörper vollständig rekompensiert werden. Auch nach der Rekompensation wurde weiterhin Digoxin appliziert, ohne daß eine Verschlechterung gegenüber dem Zustand vor der Dekompensation eintrat. Bei der Herzkatheteruntersuchung konnte später ein Druckgradient von 30 mm Hg festgestellt werden. Bei einer anderen Patientin, die während einer Gravidität eine Herzdilatation sowie Vorhofflimmern entwickelte (Abb. 26 u. 27), wurde Digitalis mit gutem Erfolg angewandt. In diesem Fall handelte es sich um eine diffuse Form der h. o. K., bei der kein ventriculo-arterieller Druckgradient, aber ausgeprägte intraventrikuläre Druckdifferenzen vorhanden waren. Die erste von uns beobachtete Patientin wies einen Druckgradienten von 100 mm Hg auf und wurde in damaliger Unkenntnis der Digitaliswirkung bei der IHSS lange Zeit mit Digoxin behandelt, ohne daß es zu einer Verschlechterung kam. Nach einer anfänglich mit gutem hämodynamischen Erfolg durchgeführten operativen Korrektur entwickelte die Patientin später Vorhofflimmern mit schneller Überleitung. Nur durch die relativ hohe orale Gabe von tägl. 0,75 mg Digoxin gelang es, die Frequenz auf tolerierbare Werte zu senken. Ein weiterer Patient, der zweimal mit einem lebensbedrohlichen Lungenödem in unsere Behandlung kam, wurde durch die sofort eingeleitete hochdosierte Digitalisbehandlung mit einer Initial-Dosis von 1 mg Digoxin i.v. sowie einem Aderlaß (!) (siehe unten) deutlich gebessert. Trotz einer Dauer-Digitalisierung kam es zwei Jahre später zu einem erneuten Lungenödem. Der Druckgradient betrug bei diesem Patienten 40 mm Hg. Bei mehreren anderen Patienten wurde eine hochdosierte Behandlung mit β-Receptoren-Blockern (siehe unten) wegen des Auftretens von Insuffizienzsymptomen mit einer Digitalis-Therapie kombiniert, wodurch in allen Fällen eine Rückbildung der Dekompensation erreicht werden konnte.

Zusammengefaßt muß die Indikation zur Digitalis-Therapie bei der h. o. K. und insbesondere bei der IHSS sehr streng gestellt werden. Eine prophylaktische Digitalisierung, zu der die klinische Symptomatik mit Belastungsdyspnoe usw. verleiten könnte, ist nicht gerechtfertigt. Beim Auftreten einer Herzinsuffizienz ist aber auf jeden Fall Digitalis zu versuchen. In der frühen postoperativen Phase kann wegen des häufigen Auftretens weitgehend therapieresistenter Tachykardien und wegen der sich oft entwickelnden Herzinsuffizienz eine Digitalis-Therapie notwendig werden. Eine weitere Indikation besteht beim Auftreten von Vorhofflimmern, das jedoch, wie oben bereits berichtet, bei der h. o. K. immer eine ominöse Prognose hat.

2. Sympathomimetica

Ein Teil der sympathomimetischen Amine führt u. a. zu einer Stimulation der β-Receptoren und damit zu einer erhöhten Kontraktilität des Myokards. Es war daher zu vermuten, daß diese Substanzen wegen ihrer starken und vor allem schnell einsetzenden positiv-inotropen Eigenschaften zu einer Zunahme der Ausflußbahnobstruktion führen würden. BRAUNWALD et al. (1962) konnten als erste zeigen, daß durch Isoproterenolinfusionen ein Anstieg des intraventrikulären Druckes sowie des enddiastolischen Druckes und eine Zunahme des ventriculo-arteriellen Druckgradienten bewirkt wird. Da Isoproterenol darüber hinaus peripher vasodilatierend wirkt, übertrifft die Zunahme des Druckgradienten noch den Anstieg des intraventrikulären Druckes. Die Abb. 33 u. 34 zeigen einige Beispiele typischer Isoproterenolwirkungen bei der IHSS.

BRAUNWALD et al. (1962) überprüften die Isoproterenolwirkung bei 20 Patienten. 9 von diesen hatten schon in Ruhe einen Druckgradienten, der durch Isoproterenol in allen Fällen vergrößert wurde. Die anderen 11 Patienten hatten in Ruhe keine Ausflußbahnobstruktion. 7 von diesen entwickelten unter dem Pharmakon einen signifikanten Druckgradienten, während sich bei den anderen 4 Patienten kein Druckgradient ausbildete. Bei 9 Patienten wurde das Herzzeitvolumen unter Isoproterenol gemessen, das unverändert blieb (Abb. 34). Im Gegensatz hierzu konnten wir bei 4 Patienten unter Alupent-Infusionen eine Zunahme des Herzzeitvolumens von ca. 20⁰/₀ messen. Ebenso wie BRAUNWALD et al. (1962) sowie WHALEN et al. (1963) konnten auch wir durch Alupent eine Vergrößerung des Druckgradienten erreichen (Abb. 33).

In 2 Fällen mit fehlendem Druckgradienten in Ruhe kam es unter Alupent zur Ausbildung eines Druckgradienten, während bei 3 weiteren Patienten die Erzeugung eines Druckgradienten nicht möglich war. Auch in unserem Material konnten wir bei 4 Patienten die Angabe von WHALEN et al. (1963) bestätigen, die nach Isoproterenol das „typische" postextrasystolische Verhalten des Arterienpulses nachweisen konnten, das unter Ruhe-Bedin-

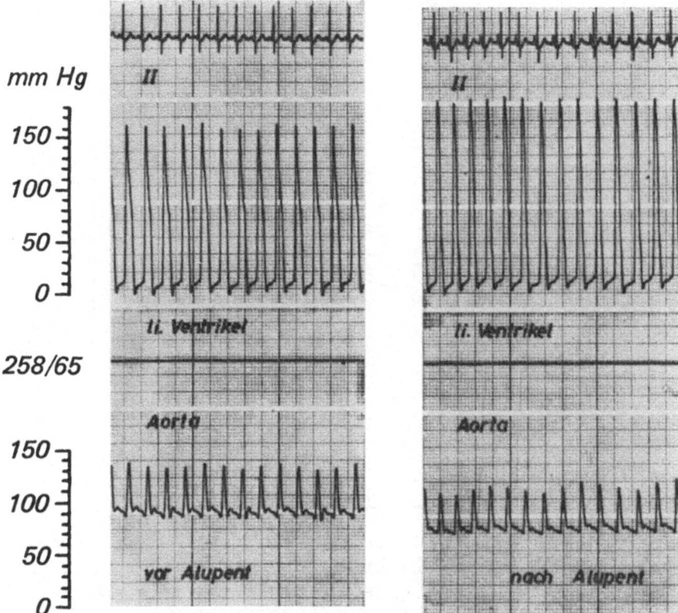

Abb. 33. Wirkung von Alupent bei einem Patienten mit obstruktiver Kardiomyopathie. Der arterielle Druck sinkt deutlich ab, gleichzeitig verkleinert sich die Druckamplitude. Obwohl der systolische Ventrikeldruck nicht wesentlich ansteigt, kommt es zu einem beträchtlichen Anstieg des enddiastolischen Druckes. Das Herzzeitvolumen bleibt mit 5,8 bzw. 6,0 l/min praktisch unverändert

gungen nicht vorhanden war. WHALEN et al. (1963) konnten darüber hinaus bei einem Patienten, der in Ruhe keinen Druckgradienten und eine kompetente Mitralklappe aufwies, durch Isoproterenol einen Druckgradienten erzeugen und die Ausbildung einer Mitralinsuffizienz nachweisen. Diese Untersuchungen wurden mittels Indikatornachweises im linken Vorhof nach Injektion in den linken Ventrikel durchgeführt. Ross et al. (1966) und CRILEY et al. (1964) konnten durch Kineangiokardiogramme ebenfalls beträchtliche Mitralinsuffizienzen darstellen, die unter Ruhebedingungen nicht vorhanden waren und sich erst unter Isoproterenol parallel mit der Ausbildung eines Druckgradienten entwickelten. Sehr ähnliche Befunde werden von WIGLE et al. (1967) berichtet.

Die Untersuchungsergebnisse zeigen, daß zwischen der Isoproterenolwirkung bei Patienten mit h. o. K. und bei Patienten ohne diese Krankheit beträchtliche Unterschiede bestehen. Sowohl bei Herzgesunden wie bei Herzkranken bewirkt Isoproterenol eine Zunahme des Herzzeitvolumens und eine Vergrößerung des Schlagvolumens. Bei der organischen Aortenstenose

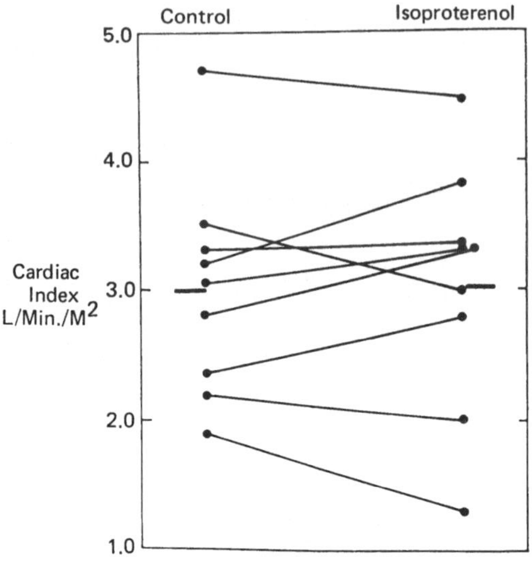

Abb. 34. Verhalten des Herzindex bei 9 Patienten vor (control) und nach Gabe
von Isoproterenol. Die horizontalen Linien geben den Mittelwert an. Normalerweise
bewirkt Isoproterenol einen Anstieg des Herzindex. Nach BRAUNWALD et al.: Circulation 29/30, Suppl. IV, 88 (1964)

bewirkt die Zunahme des Schlagvolumens auch eine Vergrößerung des Druckgradienten an der Aortenklappe. Moss et al. (1963) sowie KECK et al. (1967)
haben Isoproterenol benutzt, um ähnliche hämodynamische Veränderungen
zu simulieren wie bei körperlicher Belastung, ein Verfahren, das besonders
in die Kinderkardiologie Eingang gefunden hat.

Als Ursache der unterschiedlichen Wirkung von Isoproterenol bei der
IHSS wurde von HARRISON et al. (1964) festgestellt, daß dieses Pharmakon
zu einer enddiastolischen und endsystolischen Verkleinerung des Herzens
führt. Diese Verkleinerung beruht auf der ausgeprägten positiv-inotropen
Wirkung mit einer beträchtlichen Verstärkung der Kontraktilität. Es ist deshalb nicht überraschend, daß dadurch auch eine Zunahme der Ausflußbahnobstruktion hervorgerufen wird. Daneben führt die auch bei der IHSS nachweisbare periphere Arteriolendilatation zu einem mäßigen Abfall des
Systemdruckes und damit zu einer weiteren Vergrößerung des ventriculo-
arteriellen Druckgradienten (Abb. 33). Da die Wirkung des Isoproterenols
im wesentlichen durch die Stimulation der β-Receptoren zustande kommt,
ist es verständlich, daß die Isoproterenoleffekte durch β-Receptoren-Blockade
dosisabhängig aufgehoben werden können, was von HARRISON et al. (1964)
und COHEN et al. (1964) nachgewiesen wurde (Abb. 35).

Im Gegensatz zur Stimulation der β-Receptoren hat die Erregung der
α-Receptoren keine direkte Wirkung auf das Herz, sondern nur auf das

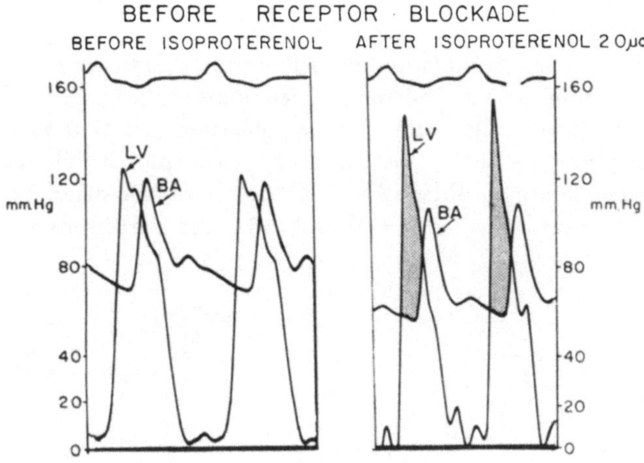

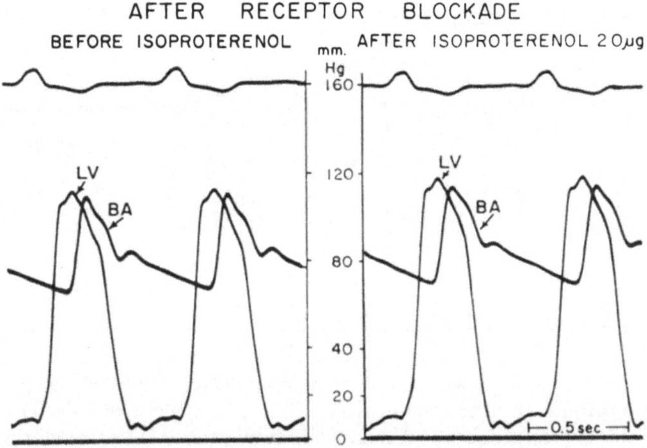

Abb. 35. Aufhebung der Isoproterenolwirkung durch vorherige β-Receptoren-Blockade. Vor der Blockade (oben) zeigt Isoproterenol die bekannte Wirkung: Anstieg des systolischen Ventrikeldruckes, Abfall des arteriellen Druckes. Nach Gabe von Nethalide (unten) bleibt Isoproterenol wirkungslos. Beachte auch die Abnahme der Herzfrequenz. Die Aufhebung der Isoproterenolwirkung durch vorherige β-Receptoren-Blockade ist dosisabhängig. Nach BRAUNWALD et al.: Circulation **29/30**, Suppl. IV, 90 (1964)

Gefäßsystem, indem es zu einer Konstriktion der Arteriolen mit Blutdruck-
anstieg und zu einer Konstriktion des Venensystems mit einer Vermehrung
des venösen Rückstromes zum Herzen kommt.

Im Gegensatz zur Stimulation der β-Receptoren führt eine Erregung der
α-Receptoren zu einer Vergrößerung des enddiastolischen und des endsystolischen Herzvolumens. Die intravenöse Applikation von Methoxamine oder
Phenylepinephrine — beides sind spezifische α-Receptoren-Stimulatoren —,
führt zu einer kontinuierlichen Abnahme des ventriculo-arteriellen Druckgradienten (HARRISON et al., 1964; Abb. 36). Die Verringerung ist wahr-

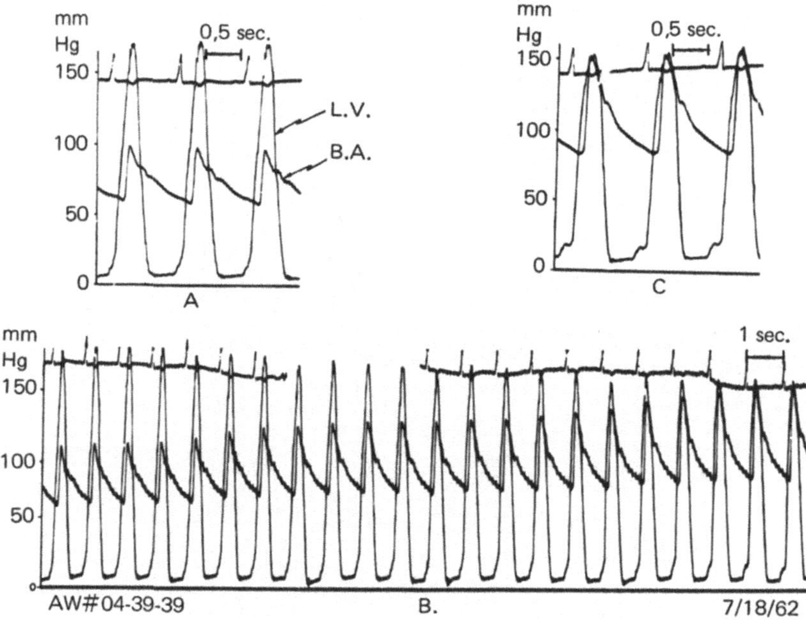

Abb. 36. Wirkung eines α-Receptoren-Stimulators (Methoxamine) bei einem Patienten mit obstruktiver Kardiomyopathie. Der ventriculo-arterielle Druckgradient
wird vollständig aufgehoben, während der enddiastolische Ventrikeldruck ansteigt.

scheinlich auf die Erweiterung der Ventrikel und auf das damit verbundene
Auseinanderweichen der Ausflußbahnobstruktion zurückzuführen. Auch die
„typische" doppelgipflige Kontur des Arterienpulses verschwindet unter der
α-Receptoren-Stimulation. BRAUNWALD et al. (1964) konnten jedoch nachweisen, daß nach einer durch Methoxamine induzierten Abnahme des Druckgradienten das postextrasystolische Phänomen noch nachweisbar bleiben
kann.

Die Untersuchungen über die Wirkung der Sympathomimetica haben eine erhebliche praktische Bedeutung, da sie gezeigt haben, daß die Therapie einer Hypotonie beim Vorliegen einer h. o. K. am zweckmäßigsten mit Substanzen vorgenommen wird, die keinerlei β-Receptoren stimulierende Wir-

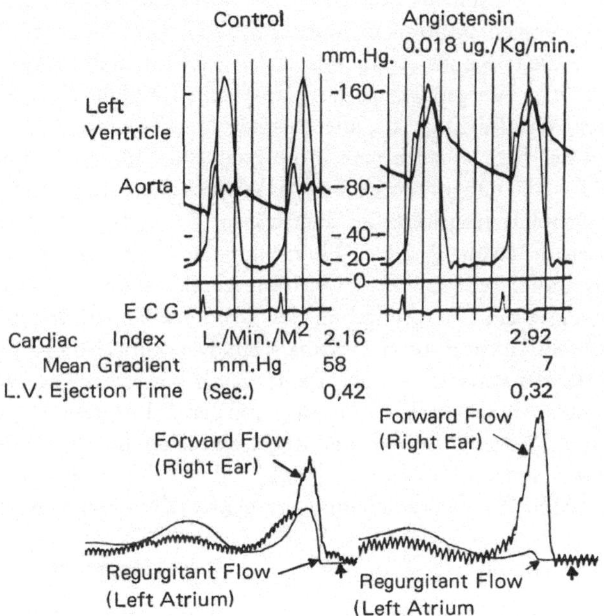

Abb. 37. Hämodynamische Wirkung von Angiotensin bei einem Patienten mit obstruktiver Kardiomyopathie und funktioneller Mitralinsuffizienz. Nach Angiotensin wird der ventriculo-arterielle Druckgradient aufgehoben, indem der arterielle Druck ansteigt und der systolische Ventrikeldruck geringfügig abfällt. Dabei steigt das Herzzeitvolumen an und die Austreibungszeit des linken Ventrikels fällt ab. Die funktionelle Mitralinsuffizienz wird dabei geringer. Bei den unteren Kurven wurde nach Farbstoffinjektion in den linken Ventrikel eine unblutige Konzentrationsmessung am rechten Ohr, sowie eine simultane Konzentrationsmessung im linken Vorhof durch Absaugen durchgeführt. Man erkennt, daß das Regurgitationsvolumen (rechte Kurve) nach Angiotensin deutlich geringer wird. Nach WIGLE et al.: Canad. med. Ass. J. 94, 299 (1967)

kung haben. Da es noch nicht endgültig entschieden ist, ob Noradrenalin nicht auch eine geringe Erregung der β-Receptoren bewirkt, schlagen BRAUNWALD et al. (1964) Methoxamine als Mittel der Wahl vor. Aufgrund unserer Erfahrungen dürfte in Übereinstimmung mit WIGLE et al. (1967) auch mit Angiotensin auf eine ebenso ungefährlich Weise der gleiche Effekt zu erzielen sein (Abb. 37).

3. Nitroglycerin

Die wesentlichen hämodynamischen Wirkungen des Nitroglycerins bestehen in einer akuten Arteriolendilatation mit geringem Abfall des arteriellen Blutdrucks, in einer ebensolchen Dilatation des Venensystems mit einer Reduzierung des venösen Rückstromes zum Herzen, woraus eine Verkleinerung des Herzvolumens resultiert und wahrscheinlich in einem zusätzlichen geringfügigen positiv-inotropen Effekt (HARRISON et al., 1964; WILLIAMS et al., 1964; ROBIN et al., 1967). Aufgrund dieser Wirkungen war bei der h. o. K. eine Vergrößerung des ventriculo-arteriellen Druckgradienten zu erwarten, da alle Eingriffe, die zu einer Verkleinerung der Herzhöhlen führen, bei der h. o. K. auch eine Verengerung der Ausflußbahnobstruktion bewirken. Es war daher von großer praktischer Bedeutung, die Nitroglycerin- bzw. Amylnitritwirkung zu überprüfen, da wegen der Häufigkeit von Angina pectoris (Abb. 2) dieses Pharmakon bei Patienten mit h. o. K. besonders oft indiziert erscheint. Erwartungsgemäß fand sich nach Nitrokörpern regelmäßig eine Vergrößerung des Druckgradienten und bei fehlender Ausflußbahnobstruktion konnte oftmals ein Druckgradient provoziert werden (Abb. 38; BRAUNWALD et al., 1964). Auch bei rechtsventrikulären Ausflußbahnobstruktionen kam es zu einer stärkeren Engstellung. Auch in unserem Material konnten wir in der Regel eine Zunahme des Druckgradienten nach sublingualer Nitroglyceringabe oder Inhalation von Amylnitrit feststellen (Abb. 38). Trotzdem sind ernsthafte Zwischenfälle nach Anwen-

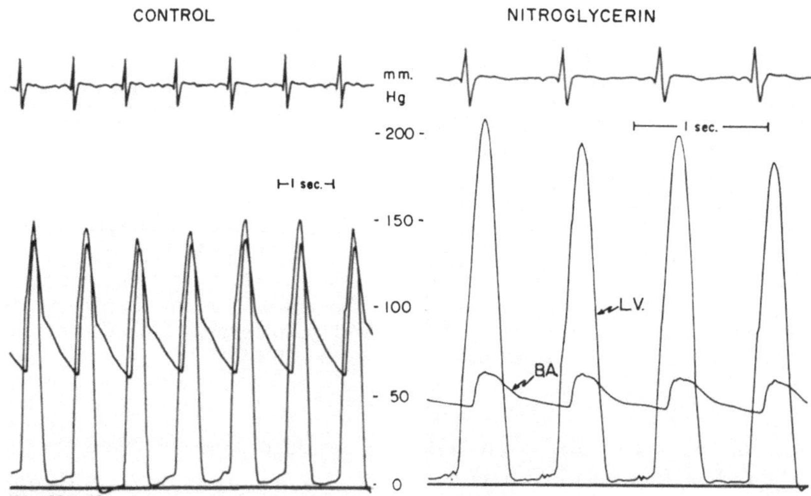

Abb. 38. Wirkung von Nitroglycerin bei einem Patienten mit nur geringfügigem Ruhegradienten (control). Der systolische Ventrikeldruck steigt um 60 mm Hg an, während der systolische Arteriendruck um ca. 80 mm Hg abfällt. Nach BRAUNWALD et al.: Circulation 29/30, Suppl. IV, 93 (1964)

dung von Nitrokörpern selten. Gelegentlich kann es aber zu einer Verstärkung der stenokardischen Beschwerden kommen, auch können Palpitationen ausgelöst werden. Die Indikation zur therapeutischen Anwendung von Nitrokörpern sollte darum sehr streng gestellt werden, am besten werden sie ganz vermieden.

4. Valsalvascher Preßversuch

Durch eine abrupte Erhöhung des intrathorakalen Druckes wird der venöse Rückstrom zum Herzen akut reduziert, das Schlagvolumen vermindert und das Herzzeitvolumen verkleinert, allerdings wird das Schlagvolumen des linken Ventrikels initial kurzfristig vergrößert. Dadurch kommt es bei Herzgesunden zu einer dem Anstieg des intrathorakalen Druckes entsprechenden Anhebung des systolischen Ventrikeldruckes und des Arteriendruckes, ohne daß sich ein ventriculo-arterieller Druckgradient ausbildet. Im Gegensatz dazu kommt es bei der organischen Aortenstenose durch die Abnahme des Schlagvolumens trotz der Erhöhung des systolischen ventrikulären Druckes zu einer Abnahme des Druckgradienten, da der Blutstrom durch die stenosierte Klappe reduziert wird. Bei der IHSS bewirkt dagegen

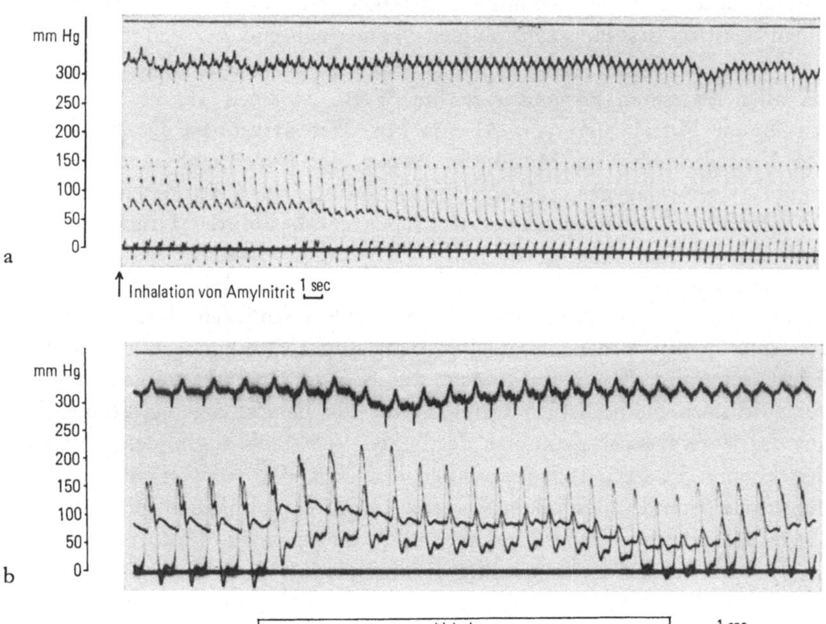

Abb. 39. Provokation eines Druckgradienten durch a) Inhalation von Amylnitrit und b) durch Valsalva-Manöver beim gleichen Patienten

die Verminderung des venösen Rückstromes und die Abnahme des Schlagvolumens und die daraus resultierende Verkleinerung des Herzvolumens, die
durch die Erhöhung des intrathorakalen Druckes verstärkt wird, eine Zunahme der Ausflußbahnobstruktion und eine Vergrößerung des ventriculo-
arteriellen Druckgradienten (Abb. 39). Mit Hilfe dieses einfachen Tests gelingt es nach BRAUNWALD et al. (1964) auch bei Patienten mit h. o. K. ohne
Ausflußbahnobstruktion oftmals einen Druckgradienten zu provozieren, was
von MARCUS et al. (1964) bestätigt wurde. In unserem Material war diese
angeblich „typische" Reaktion nicht so sicher nachweisbar, wie dies von
BRAUNWALD et al. (1964) sowie von MARCUS et al. (1964) angegeben wird.
Nach unserer Meinung ist dieses einfach durchzuführende Verfahren häufig
nicht geeignet, eine h. o. K. zu bestätigen oder auszuschließen.

5. Körperliche Belastung

Unter regelrechten hämodynamischen Bedingungen bewirkt körperliche
Belastung einen Anstieg des Herzzeitvolumens, einen Anstieg des arteriellen Blutdrucks sowie keine sichere Veränderung des enddiastolischen
Ventrikeldruckes. Von BRAUNWALD et al. (1964) wurden bei 14 Patienten mit IHSS die hämodynamischen Reaktionen auf körperliche Belastung untersucht. Sie konnten feststellen, daß es bei 10 Patienten zu
einem Anstieg des Herzzeitvolumens kam, während bei den restlichen 4
das Herzzeitvolumen unverändert blieb. Der enddiastolische Druck stieg
bei allen Patienten an und erreichte Werte zwischen 15 bis 50 mm Hg
mit einem Mitteldruck von 31 mm Hg. Der systolische Druck im linken Ventrikel stieg im Mittel um 28 mm Hg. Die Abnahme des Schlagvolumens war dagegen außerordentlich gering, bei 5 Patienten blieb das
Schlagvolumen unverändert. Obwohl der enddiastolische Druck erheblich
zunahm, war der Anstieg der Schlagarbeit des Herzens geringfügig, bei
manchen Patienten überhaupt nicht vorhanden, bei einigen kam es sogar
zu einer Abnahme. BRAUNWALD et al. (1964) schließen daraus auf eine
abnorme Funktion des linken Ventrikels unter Bedingungen der körperlichen Belastung. Bei dieser Angabe ist jedoch zu berücksichtigen, daß aus
verständlichen methodischen Gründen für die Berechnung der Schlagarbeit
nur das Vorwärtsschlagvolumen des linken Ventrikels zugrunde gelegt werden konnte. Es ist jedoch inzwischen erwiesen, daß sich bei verschiedenen
Funktionszuständen des linken Herzens (Isoproterenolinfusion, WILSON et al.,
1967; postextrasystolische Herzaktion, RACKLEY et al., 1966) eine Mitralinsuffizienz verstärken kann oder es überhaupt erst zu einer Entwicklung
einer Mitralinsuffizienz kommt (s. oben). Hierfür sprechen auch die Zunahme des systolischen Geräusches über der Herzspitze und die Messungen
von RACKLEY et al. (1967), die kineangiokardiographisch das Schlagvolumen
des linken Ventrikels während einer postextrasystolischen Herzaktion be-

stimmten und dabei feststellten, daß dieses Schlagvolumen vergrößert war, obwohl nach der Angabe von HERNANDEZ et al. (1964) und PIERCE et al. (1964) das Vorwärtsschlagvolumen nach vorangegangener Extrasystole verkleinert ist. Es ist durchaus möglich, daß die Nichtbeachtung dieser Verhältnisse für zahlreiche Mitteilungen über den veränderten Funktionszustand des Herzens bei der h. o. K. unter wechselnden hämodynamischen Bedingungen eine Revision erforderlich macht.

Nach den Untersuchungen von BRAUNWALD et al. (1963) bedeutet jede körperliche Belastung eine Zunahme der adrenergen Stimulation des Herzens, was also gleichbedeutend ist mit der Applikation von Sympathikomimetica. Es ist deshalb nicht überraschend, daß es unter körperlichen Belastungen in der Regel zu einer Vergrößerung des ventriculo-arteriellen Druckgradienten kommt, bzw. daß sich ein Druckgradient überhaupt erst ausbildet. Dies wurde zuerst von WHALEN et al. (1963) mitgeteilt und von BRAUNWALD et al. (1963) bestätigt. Dabei kam es in Einzelfällen zu Steigerungen des Druckgradienten von 0 auf 60 mm Hg. Die nach der Gorlinschen Formel, deren Anwendungsmöglichkeit bei der h. o. K. jedoch nach den oben beschriebenen Einwänden umstritten ist, berechneten Obstruktionsgrößen ergaben bei 5 von 9 Patienten eine Zunahme der Stenose, bei 3 blieb sie unverändert, während bei einem Patienten ein geringfügiger Rückgang der Einengung berechnet wurde. WHALEN et al. (1963), HARRISON et al. (1964) und BRAUNWALD et al. (1964) konnten aber zeigen, daß der Druckgradient sich während der Belastung außerordentlich stark ändern kann. Im allgemeinen ist er zu Beginn der Belastung relativ groß, mit zunehmender Dauer verkleinert er sich wieder und nach Beendigung der Belastung kommt es zu einer erneuten Vergrößerung, die sich dann mit zunehmender Rückkehr zu den Ruhe-Bedingungen langsam wieder ausgleicht. Diese wechselnden Stenosierungsgrade führen BRAUNWALD et al. (1964) auf eine am Beginn der Belastung besonders starke sympathische Stimulation des Herzens zurück, die sich klinisch auch in den häufigen Klagen über Angina pectoris, Synkopen oder Schwindel äußert, Beschwerden, die sich im Laufe einer Belastung oftmals zurückbilden und nach Beendigung der Belastung wieder auftreten können. Auch die röntgenologisch nachweisbare Abnahme der Herzgröße am Beginn der Belastung erklärt die Zunahme der Ausflußbahnobstruktion, da Verkleinerungen der Herzhöhlen bei der h. o. K. in der Regel mit einer Einengung der Ausflußbahn einhergehen.

6. Änderungen des intrakardialen Volumens

Bei einigen der beschriebenen Provokationstests zur Vergrößerung oder zur Erzeugung eines ventriculo-arteriellen Druckgradienten bei der h. o. K. spielte eine Verminderung des venösen Rückstromes eine wichtige, oder sogar entscheidende Rolle (Valsalvascher Preßversuch, Nitroglycerin). Auch

konnten BRAUNWALD et al. (1964) bereits zeigen, daß eine Vergrößerung
des venösen Rückstromes mit einer Zunahme des Schlagvolumens zu einer
Abnahme des Druckgradienten führt. Beim liegenden Patienten erreichten
sie durch Anhebung beider Beine ein vermehrtes Blutangebot an das Herz,
was zu einer Abnahme des Druckgradienten führte, der sich beim Nieder-
legen der Beine schnell wieder ausbildete (Abb. 40).

SHAH et al. (1965) überprüften dieses Phänomen bei 6 Patienten, indem
sie während der Herzkatheteruntersuchung einen Aderlaß von 500 ml durch-
führten und das Blut nach Abschluß ihrer Messungen reinfundierten und
die Messungen wiederholten. Sie konnten dabei feststellen, daß es parallel

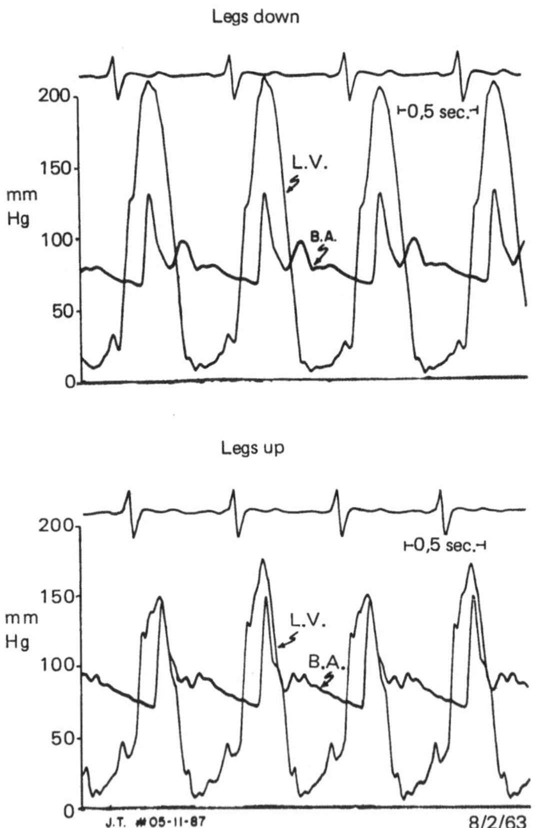

Abb. 40. Hämodynamische Wirkungen einer Vergrößerung des venösen Rückstromes
durch Anhebung der Beine. Vorher (obere Kurve, legs down) besteht ein Druckgradient von ca. 80 mm Hg, nach Anhebung der Beine entwickelt sich ein Pulsus
alternans. Der Druckgradient ist nahezu verschwunden, aber der enddiastolische
Ventrikeldruck ist erheblich angestiegen. Nach BRAUNWALD et al.: Circulation
29/30, Suppl. IV, 75 (1964)

zu der Abnahme des Herzzeitvolumens und des Schlagvolumens zu einer Vergrößerung des Druckgradienten kam. Nach Reinfusion bildeten sich die Veränderungen wieder zurück; unter β-Receptoren-Blockade kam es bei 2 Patienten, bei denen dieses geprüft wurde, ebenfalls zu einer Zunahme des Druckgradienten nach Aderlaß, so daß diese Reaktionsweise anscheinend nicht auf adrenerge Einflüsse zurückzuführen ist, sondern allein durch die Abnahme der Herzgröße infolge Verminderung des Schlagvolumens bewirkt wird. Aufgrund ihrer Ergebnisse warnen SHAH et al. (1965) vor einer zu drastischen Reduzierung des Blutvolumens, z. B. durch Diuretica. Sie schlagen sogar Infusionen von Albumin zur Vergrößerung des Blutvolumens vor, falls es erforderlich erscheint. Sie vermuten, daß das vergrößerte Blutvolumen während der Schwangerschaft einen günstigen Einfluß auf die hämodynamischen Veränderungen haben könnte. Diese theoretische Vermutung können wir aufgrund eigener Erfahrungen an 2 Patienten mit h. o. K., von denen eine während einer Gravidität lebensbedrohlich schwer dekompensierte, eine andere Vorhofflimmern mit Dilatation des Herzens entwickelte (Abb. 26, 27), nicht bestätigen. Auch von BROWN et al. (1967) wird eine Patientin mit h. o. K. beschrieben, die unter einer Gravidität eine schwere Herzinsuffizienz entwickelte. Bei einem weiteren Patienten von uns konnte ein lebensbedrohliches Lungenödem zweimal durch einen Aderlaß von 700 ml günstig beeinflußt werden.

XVII. β-Receptoren-Blockade

Aufgrund der Ergebnisse der Untersuchungen unter körperlicher Belastung, deren hämodynamische Rückwirkungen in erster Linie auf eine erhöhte sympathische Aktivität zurückgeführt wurden, überprüften HARRISON et al. (1964) bei 10 Patienten mit IHSS die hämodynamischen Veränderungen nach β-Receptoren-Blockade durch Pronethalol in Ruhe, unter Belastung sowie unter Isoproterenolinfusionen.

Nach einer wirksamen β-Receptoren-Blockade mit 0,1 mg Propranolol/kg K.-Gew. kommt es bei Herzgesunden unter Ruhebedingungen zu einem erheblichen Rückgang der Herzfrequenz, einem Abfall des Herzminutenvolumens und einer Abnahme der Herzleistung, während das Schlagvolumen, der arterielle Druck und der rechtsseitige Vorhofdruck unverändert bleiben. Der periphere Gefäßwiderstand nimmt dagegen zu. Auch die mittels der ersten Ableitung des Druckes nach der Zeit (dp/dt) gemessene maximale Druckanstiegsgeschwindigkeit des rechten Ventrikels ändert sich nicht, wenn man bei der Beurteilung dieses Wertes den Abfall der Herzfrequenz sowie evtl. Druckänderungen berücksichtigt (KOCHSIEK et al., 1967, 1968).

Nach vorheriger Blockade der β-Receptoren steigen unter Belastung das Herzzeitvolumen und die Herzfrequenz nur geringfügig an, bzw. bleiben konstant. Die Wirkung von Isoproterenol wird durch äquieffektive Dosen von β-Receptoren-Blockern aufgehoben (Abb. 35).

Bei den Untersuchungen von HARRISON et al. (1964) wurden 1,5 mg/kg K.-Gew. Pronethalol verwandt. Darunter kam es in Ruhe zu keiner signifikanten Abnahme der Herzfrequenz und des Herzzeitvolumens. Man kann daraus schließen, daß nur eine relativ schwache Blockade der β-Receptoren vorgelegen hat. So konnte auch in Ruhe keine Verkleinerung des ventriculo-arteriellen Druckgradienten gemessen werden, was wir mit einer Dosierung von 0,1 mg/kg K.-Gew. Propranolol in der Regel erreichen konnten. Dagegen konnten HARRISON et al. (1964) bei körperlicher Belastung vor und nach β-Receptoren-Blockade deutliche hämodynamische Veränderungen bei ihren 10 Patienten feststellen. Der systolische Druck im linken Ventrikel betrug vor der Blockade unter Belastung im Mittel 205 mm Hg, nach Pronethalol, ebenfalls unter Belastung gemessen, stieg er nur auf 170 mm Hg an. Der ventriculo-arterielle Druckgradient unter Belastung konnte durch Pronethalol von 79, bzw. 60 mm Hg auf 35 bzw. 32 mm Hg gesenkt werden. Eigentümlicherweise änderte sich durch die β-Receptoren-Blockade auch unter Belastung das Herzzeitvolumen nicht signifikant, obwohl die Herzfrequenz zurückging. Das würde eine Zunahme des Schlagvolumens bedeuten, ein Befund, der nach β-Receptoren-Blockade ungewöhnlich ist, und der auch von uns nicht bestätigt werden kann (KOCHSIEK et al., 1968). HARRISON et al. (1964) konnten weiter zeigen, daß nicht nur die hämodynamischen Veränderungen unter Belastung beeinflußt werden; auch die durch Isoproterenol induzierten hämodynamischen Reaktionen konnten nahezu vollständig aufgehoben werden. Aufgrund dieser Ergebnisse war es naheliegend, die β-Receptoren-Blockade als ein wirksames therapeutisches Prinzip für die h. o. K. zu betrachten. In der Zwischenzeit sind auch eine Anzahl von Mitteilungen über den z. T. guten Effekt dieses Behandlungsverfahrens bei Patienten mit h. o. K. erschienen (siehe Abschnitt Therapie).

XVIII. Therapie

Seit der klinischen Erstbeschreibung der h. o. K. durch BROCK (1957) und der Mitteilung über die pathologisch-anatomischen Befunde durch TEARE (1958) sind eine Anzahl von chirurgischen Techniken zur Beseitigung bzw. Verminderung der Ausflußbahnobstruktion und zur Erweiterung der Herzhöhlen angegeben worden. Diese operativen Eingriffe waren lange Zeit die einzige Behandlungsmöglichkeit der h. o. K., abgesehen von der Vermeidung der provozierenden Pharmaka und anderer Maßnahmen, die zu einer Verschlechterung der hämodynamischen Situation führen. Erst in den letzten Jahren beginnt auch eine konservative Behandlung durch β-Receptoren-Blockade möglich zu werden.

1. Operative Verfahren und Ergebnisse

Die Anhänger der verschiedenen operativen Verfahren lassen sich nach WIGLE (1968) am zweckmäßigsten in 2 Gruppen einteilen: a) die „Zerteiler" (Dividers); b) die „Resektoren" (Resectors).

a) Die „Zerteiler" durchtrennen die zirkulär angeordnete Konstriktor-Muskulatur des linken Ventrikels transvalvulär von der eröffneten Aorta her, mit oder ohne gleichzeitige Entfernung von Teilen der hypertrophierten Muskulatur in der Ausflußbahn des li. Ventrikels (MORROW, 1961; CLELAND, 1964; KITTEL, 1964; TRIMBLE, 1964; BENTALL, 1964, 1966; MORROW, 1968). Die Gefahren dieser Operationsmethode bestehen in einer Verletzung des vorderen Mitralsegels, einer Perforation des Ventrikelseptums und der Erzeugung eines totalen a.v. Blocks; häufig tritt ein Linksschenkelblock auf, gelegentlich eine Aorteninsuffizienz durch Verletzung einer Taschenklappe.

b) Die „Resektoren" schneiden möglichst große Bezirke des hypertrophischen Myokardgewebes aus. KIRKLIN (1961, 1965) und BARRAT-BOYES (1965) wählten dazu einen kombinierten Zugang durch die Aorta und den linken Ventrikel, JULIAN et al. (1965) eine „fischmaulartige" Inzision in die Spitze des linken Ventrikels. DOBELL u. SCOTT (1964) sowie LILLEHEI (1963) führten die Myokardresektion vom linken Vorhof aus durch. HARKEN et al. (1964) und COOLEY (1964) haben eine rechtsseitige Ventrikulotomie mit Resektion des hypertrophischen Kammerseptums von der rechten Seite her vorgenommen. Die dadurch erzielte Verschmälerung des Kammerseptums hat eine bessere Beweglichkeit des vorher starren Septums zur Folge, wodurch die Ausflußbahnobstruktion des linken Ventrikels verringert wird; das Auftreten eines Schenkelblocks ist bei den verschiedenen Resektionsmethoden die Regel. Die Nachteile der Resektionsverfahren sind die Induktion von Rhythmusstörungen, besonders Kammerflimmern, die Entwicklung eines Herzwandaneurysmas sowie bei linksseitiger Resektion die Entstehung eines a.v. Blocks.

Ein alleiniger Ersatz der Mitralklappe durch eine Prothese ist bisher nicht versucht worden; u. E. müßte auch dadurch eine ausreichende Erweiterung der Ausflußbahn zu erzielen sein, da ihre dorsale Begrenzung, nämlich das vordere Mitralsegel, beseitigt wird. Dieses Verfahren hat außerdem den Vorteil, daß keine Muskulatur reseziert werden muß, wodurch die Erzeugung von Rhythmusstörungen vermieden wird.

Operationsergebnisse

a) „Zerteiler": WIGLE et al. (1968) berichten über die Operationsergebnisse von 20 ihrer 55 Patienten, bei allen Patienten wurde eine Ventrikulomyotomie durchgeführt, die Operationsindikation wurde überwiegend nach dem klin. Schweregrad (Angina, Dyspnoe, Synkopen oder Präsynkopen bei Belastung) gestellt; der Druckgradient schwankte präoperativ von 5—150 mm Hg (durchschnittlich 61 mm Hg). Postoperativ entwickelte sich in 3 Fällen eine Aorteninsuffizienz als Folge einer Verlängerung der Inzision in den Anfangsteil der rechten coronaren Tasche der Aortenklappe, in 1 Fall mußte die Aortenklappe ersetzt werden. Bei 3 anderen Patienten trat ein totaler a.v. Block auf, in 2 Fällen war die Blockierung nur vorübergehend nachweisbar. 3 der 20 operierten Patienten verstarben („low output syndrome" bei totalem a.v. Block, Rhythmusstörungen, ungenügende linksseitige Coronararterienperfusion). Von 17 Überlebenden wurden bei 14 Patienten postoperative Kontrolluntersuchungen durchgeführt, bei 10 der 14 Patienten war das Ergebnis ausgezeichnet (bei normaler Belastung keine Beschwerden). 2 Patienten wiesen ein gutes Ergebnis auf (deutliche Besserung), in einem Fall war das Ergebnis nur befriedigend, in einem weiteren Fall schlecht (persistierendes Postkardiotomiesyndrom). Bei der Linksherzkatheterisation 1—34 Monate postoperativ war in 10 Fällen in Ruhe kein Druckgradient im linken Ausflußtrakt mehr nachweisbar, in der überwiegenden Zahl der Fälle auch nicht nach pharmakologischer Stimulation (7). Der präoperativ deutlich erhöhte linksventrikuläre enddiastolische Druck sank postoperativ bei 7 Patienten um mehr als 5 mm Hg ab. Die Austreibungszeit des linken Ventrikels war nach Beseitigung der Obstruktion gegenüber dem präoperativen Wert stets verkürzt. Von 8 Patienten, bei denen die Ausflußbahnobstruktion vollständig beseitigt werden konnte, wiesen 4 keine Mitralinsuffizienz mehr auf, in 2 Fällen bestand nur eine leichte Regurgitation, ein Patient hatte eine mäßige, ein weiterer eine schwere postoperative Mitralinsuffizienz infolge einer iatrogenen Verletzung der Chordae tendineae. 2 weitere Patienten der 17 Überlebenden sind 3—5 Jahre nach der Herzoperation verstorben (ein Fall wahrscheinlich infolge von Rhythmusstörungen, ein 2. Patient bei einem Narkosezwischenfall, der 3. infolge einer suicidalen Digitalisintoxikation).

MORROW et al. haben ihre Operationsergebnisse (25 von 126 Pat.) 1968 mitgeteilt. Bei den ersten 5 Patienten wurde nach Eröffnung der Aorta eine Ventrikulomyotomie ohne Muskelresektion durchgeführt, bei den übrigen 20 Patienten bestand die Operation in zwei parallel geführten Inzisionen durch das Endokard und die oberflächlichen Muskelschichten im Abstand von 1 cm. Diese Inzisionen wurden durch Fingerdruck erweitert und die dazwischenliegende Muskelbrücke reseziert. Alle Patienten hatten Beschwerden, der präoperative Druckgradient schwankte in Ruhe zwischen 26 und 175 mm Hg (durchschnittlich 102 mm Hg); bei 21 Patienten war der enddiastolische Druck im linken Ventrikel erhöht (durchschnittlich 19 mm Hg). 2 der Patienten verstarben (1 Patient bei fortbestehender Ausflußbahnobstruktion rechts mit Vorhofflimmern, der 2. Patient an fortschreitender Herzinsuffizienz). In 2 Fällen trat ein totaler a.v. Block auf, der die Implantation eines Schrittmachers erforderlich machte, in einem Fall entwickelte sich ein kleiner Ventrikelseptumdefekt. 15 der 23 Überlebenden waren völlig beschwerdefrei, 4 Patienten hatten nur geringe Beschwerden. 21 Patienten wurden postoperativ nachkatheterisiert, bei 19 Fällen konnte kein Druckgradient im Ausflußtrakt des linken Ventrikels mehr nachgewiesen werden, in 2 Fällen bestand ein geringer Restgradient (8—11 mm Hg). Bei etwa der Hälfte der Patienten ohne postoperativen Druckgradient in Ruhe konnten mit Hilfe von Provokationsmethoden (Valsalva, Isoproterenol) Druckgradienten im linken Ausflußtrakt erzeugt werden.

BENTALL et al. haben 1966 über 16 operierte Patienten berichtet (transvalvuläre Ventrikulomyotomie, teilweise Verlängerung der Inzision in Richtung auf die Herzspitze und Resektion kleiner Muskelportionen). 4 Patienten verstarben (a.v. Block, Ruptur der Aorta, Kammerflimmern). 3 Patienten waren postoperativ beschwerdefrei, 7 gebessert, bei 2 waren die Beschwerden unverändert, bei 5 von 7 Patienten war der Druckgradient postoperativ vermindert, in 2 Fällen vergrößert, der enddiastolische Druck im linken Ventrikel bei 6 Patienten vermindert; in 3 Fällen war die präoperativ signifikante Mitralinsuffizienz verringert oder beseitigt.

b) „Resektoren": KIRKLIN u. ELLIS haben 1965 über die Operationsergebnisse von 16 Patienten berichtet (Resektion von Muskelgewebe aus dem hypertrophischen Kammerseptum nach einer kombinierten Methode mit Zugang von der Aorta und vom linken Ventrikel, teilweise Muskelresektion von der rechten Seite des Septums her). 2 Patienten starben postoperativ, alle, außer einem, der 14 Überlebenden waren durch Operation erheblich gebessert; in 4 von 6 Fällen war postoperativ kein Druckgradient im li. Ausflußtrakt mehr nachweisbar, in 2 Fällen ohne postoperativen Druckgradient entwickete sich ein Gradient nach Isoproterenol-Stimulation.

COOLEY et al. (1967) haben 26 Patienten mit präoperativen Druckgradienten im linken Ausflußtrakt von 19—140 mm Hg (durchschnittlich 76 mm Hg) operiert (kombinierter aortaler und linksventrikulärer Zugang mit linksseitiger Septumresektion). 5 Patienten verstarben postoperativ (Kammerflimmern, Stauungsinsuffizienz, totaler a.v. Block); weitere, nicht tödliche Komplikationen waren das Auftreten eines Aneurysmas des linken Ventrikels sowie ein totaler a.v. Block). Alle außer einem der 21 Langzeitüberlebenden waren klinisch erheblich gebessert. Von 6 Patienten, bei denen hämodynamische Kontrolluntersuchungen postoperativ durchgeführt wurden, hatten 3 nach linksseitiger Septektomie einen eindeutig verminderten Druckgradienten im linken Ausflußtrakt, in einem Fall war kein Druckgradient mehr nachweisbar. Aus einer Gruppe von 7 Patienten mit rechtsseitiger Septektomie (HARKEN 1964) hatte 1 Patient postoperativ keinen Druckgradienten mehr, bei einem Patienten war der Druckgradient im Ausflußtrakt geringer, der enddiastolische Druck war postoperativ bei 4 von diesen 6 Patienten abgefallen.

Ähnliche Operationsergebnisse wurden von BARRAT-BOYES et al. (1965) (Muskelresektion durch transaortalen Zugang, Muskelresektion kombiniert aortal- und linksventrikulär) sowie von LILLEHEI et al. (1968) (Resektion durch kombinierten Zugang durch Aorta und Ventrikulotomie links, transatriale Muskelresektion) berichtet. In dem Kollektiv von BARRAT-BOYES (1965) (12 Patienten) überlebten 11 Patienten; von den 8 Patienten von LILLEHEI et al. (1968) starben 2, 6 bzw. 56 Monate nach einer erfolgreichen Operation, wahrscheinlich an Rhythmusstörungen.

Von unseren 47 Patienten wurden 8 operiert, die sämtlich dem klinischen Schweregrad III bis IV zuzuorden waren. Bei 2 Pat. wurde auf transaortalem, bei 3 Pat. auf transventrikulärem, bei 2 weiteren Patienten auf transventrikulärem und transaortalem Wege Septumresektionen durchgeführt. Bei einem Patienten wurde eine rechtsseitige Septektomie und in gleicher Sitzung eine transaortale linksseitige Ventrikulomyotomie vorgenommen. 2 Patienten verstarben postoperativ, 1 Patient nach einer transaortalen Septektomie an einer nicht beherrschbaren Rhythmusstörung, eine weitere Patientin, bei der eine linksseitige transventrikuläre Septumresektion durchgeführt worden war, an einer postoperativen Niereninsuffizienz verbunden mit unbeeinflußbaren Rhythmusstörungen 8 Tage nach der Operation. Auch bei 3 weiteren Patienten traten postoperativ schwer zu beeinflussende ventrikuläre und supraventrikuläre Rhythmusstörungen auf, die teilweise mehrfach elektrische Defibrillationen erforderlich machten. Eine Patientin entwickelte 4 Monate postoperativ Vorhofflimmern mit einer beträchtlichen Verschlechterung des klinischen Zustandes; sie verstarb etwa 1 Jahr nach der Operation, wahrscheinlich an Rhythmusstörungen. Von den übrigen 4 Patienten waren 2 postoperativ nahezu beschwerdefrei (präoperativ Schweregrad IV), die anderen beiden Patienten waren erheblich gebessert, einer allerdings erst nach zusätzlicher Behandlung mit einem β-Receptoren-Blocker.

7*

2. Zusammenfassende Darstellung der chirurgischen Therapie

Die Operationsergebnisse bei der h. o. K. zeigen, daß die Ausflußbahn-obstruktion beseitigt, der enddiastolische Druck im li. Ventrikel gesenkt und die Mitralinsuffizienz reduziert oder ebenfalls beseitigt werden kann. Die überwiegende Mehrzahl der Patienten fühlte sich erheblich gebessert, die besten Operationsergebnisse werden bei den Patienten beobachtet, bei denen eine Ventrikulomyotomie mit oder ohne zusätzliche Resektion von Muskelgewebe durchgeführt wurde. Hinsichtlich der Auswirkungen auf die postoperative Hämodynamik scheint die Ergänzung der Ventrikulomyoto-mie-inzision mit einer Muskelresektion keinerlei Vorteile zu bringen, die postoperativen Ergebnisse von massiver Muskelresektion ohne Ventrikulo-myotomie scheinen weniger günstig zu sein.

Die nach den ersten positiven Erfahrungen mit der operativen Behand-lung der h. o. K. geäußerte Ansicht, daß nicht die Inzision der hypertro-phischen Ausflußbahnobstruktion, sondern die Erzeugung des in der Regel bei dieser Operation auftretenden Linksschenkelblocks mit seiner veränder-ten intraventrikulären Erregungsausbreitung die entscheidende Ursache für die gute Besserung des Krankheitsbildes darstellt, konnte in eigenen Unter-suchungsbefunden nicht bestätigt werden. Wir haben bei 3 Patienten während der Herzkatheteruntersuchung durch rechtsventrikuläre elektrische Stimu-lation über einen Elektrodenkatheter vergeblich versucht, eine signifikante Abnahme des Druckgradienten zu erzielen. Roos (1966) hat jedoch durch intraoperativ durchgeführte epikardiale Stimulation im Bereich der Spitze des linken Ventrikels den Druckgradienten regelmäßig beseitigen können. Weitere Überprüfungen dieser Beobachtungen stehen noch aus; sollten sie bestätigt werden, wäre durch die Implantation eines Schrittmachers mit streng lokalisierter Fixation der Elektroden ebenfalls eine wirkungsvolle Therapie der h. o. K. möglich.

Andererseits ist es gesichert, daß die vollständige operative Beseitigung der Ausflußbahnobstruktion auch ohne die Entstehung einer intraventriku-lären Leitungsstörung möglich ist.

Allerdings führt die Ventrikulomyotomieinzision in der Regel zu charakteristischen elektrokardiographischen Veränderungen. Eine Schnittfüh-rung in der Verlängerung der Commissur zwischen der linken und rechten coronaren Tasche der Aortenklappe hat postoperativ eine Abweichung der elektrischen Herzachse nach links zur Folge, wahrscheinlich infolge Durch-trennung der vorderen Aufzweigung des linken Bündelstammes. Wird der Schnitt mehr nach medial geführt (unter die rechte coronare Aortenklappen-tasche), kann ein kompletter Linksschenkelblock hervorgerufen werden. Außerdem können abnorme Q-Zacken postoperativ verschwinden; dieser Befund weist darauf hin, daß die Aktivierung des hypertrophischen Kam-merseptums für diese ungewöhnliche elektrokardiographische Anomalie verantwortlich ist (WIGLE u. BARON, 1965), was auch von OBERWITTLER et al. (1965) postuliert wurde.

MORROW u. BROCKENBROUGH (1961) haben auf die Analogie zwischen der Ventrikulomyotomieoperation bei muskulärer Subaortenstenosen und der Weber-Ramstedt-Operation bei Pylorusstenose bzw. der Heller-Operation bei Kardiospasmus hingewiesen. Infolge der queren Durchtrennung der zirkulär angeordneten hypertrophischen Muskulatur müssen auf diese Weise die Schnittränder des tiefen Bulbospiralmuskels, der die Basis beider Ventrikel umgreift, bei der Kontraktion des Muskels während der Ventrikelsystole auseinanderweichen und somit bei der h. o. K. zu einer Verminderung oder Beseitigung des Druckgradienten führen. Die postmortalen Untersuchungen von 3 Patienten von WIGLE et al. (1968), die 3—5 Jahre nach der Operation gestorben waren, und bei denen keine Obstruktion mehr nachweisbar war, unterstützen diese Ansicht. Alle Präparate zeigten, daß die Schnittränder auseinandergewichen waren.

Möglicherweise hängt der unterschiedliche postoperative Erfolg der Resektionsmethoden damit zusammen, ob es gelingt jenen Anteil der hypertrophischen Muskulatur möglichst vollständig zu resezieren, der die Obstruktion tatsächlich bewirkt. Die Tatsache, daß die Verminderung der Ausflußbahnobstruktion oder die Muskelresektion ebenfalls zu einer Verminderung oder Beseitigung der Mitralinsuffizienz führt, weist darauf hin, daß die Ursache der Mitralinsuffizienz in einer Anomalie der Septummuskulatur mit Papillarmuskeldysfunktion zu suchen ist. BJÖRK et al. (1961) haben jedoch auch über Fälle berichtet, bei denen die Obstruktion mit einem abnorm ansetzenden vorderen Mitralsegel in Verbindung zu bringen war.

Die genaue Ursache der postoperativen Verminderung des enddiastolischen Drucks im linken Ventrikel ist noch nicht vollständig geklärt. Wahrscheinlich spielt die Verringerung der Ausflußbahnobstruktion und Mitralinsuffizienz dabei eine Rolle. Darüberhinaus ist anzunehmen, daß durch die postoperative Vergrößerung der Ventrikelhöhlen infolge Verringerung der Wanddicke zu einer verbesserten Dehnbarkeit des linken Ventrikels führt, woraus eine Senkung des enddiastolischen Ventrikeldruckes resultiert.

Die postoperative Verringerung synkopaler Anfälle oder der Angina pectoris ist wahrscheinlich auf die Verminderung der Ausflußbahnobstruktion und der damit verbundenen Reduzierung des ventriculo-arteriellen Druckgradienten zurückzuführen, während die Besserung der Dyspnoe durch eine Verminderung oder Beseitigung der Mitralinsuffizienz und Absinken des linksseitigen enddiastolischen Ventrikeldruckes erklärt werden kann.

3. Operationsindikation

Vor der Einführung der β-Receptoren-Blockade (s. u.) wurde eine chirurgische Intervention bei Patienten mit h. o. K. für indiziert angesehen, wenn erhebliche klinische Beschwerden und eine Progredienz des Leidens bestanden. Patienten mit großen Druckgradienten ohne wesentliche klinische Symptome wurden bei verminderter körperlicher Aktivität konservativ behandelt. Heute sollte bei jedem Patienten zuerst ein therapeutischer Versuch mit einem β-Receptoren-Blocker vorgenommen werden. Gegenwärtig wird die Entscheidung, ob bei der h. o. K. ein chirurgischer Eingriff indiziert ist, von der Schwere der Symptome und deren Progredienz, der Höhe der Ausflußbahngradienten, dem Effekt der β-Receptoren-blockierenden Therapie und von der Frage abhängig gemacht, ob die Mitralinsuffizienz ausschließlich auf eine Dysfunktion der Papillarmuskeln zurückzuführen ist. Nach WIGLE et al. (1968) sind die Patienten für eine Operation besser geeignet, bei denen eine Angiotensin-Infusion sowohl die Ausflußbahnobstruktion, als auch die Mitralinsuffizienz beseitigt, als jene, bei denen zwar die Obstruktion verringert wird, der Grad der Mitralinsuffizienz jedoch unbeeinflußt bleibt. Diese Ansicht steht aber nicht in Übereinstimmung mit unseren eigenen Erfahrungen. Unseres Erachtens ist die Mitralinsuffizienz bei der h. o. K. nahezu ausschließlich funktioneller Genese und kaum einmal auf eine echte Mitralklappenläsion zurückzuführen; sie wird deshalb durch die operative Korrektur in der Regel günstig beeinflußt werden.

Im Gegensatz zu den organischen Aortenstenosen muß man sich bei der h. o. K. darüber im klaren sein, daß eine Beseitigung der Ausflußbahnobstruktion immer nur ein palliativer Eingriff ist. Das Primäre ist die ätiologisch ungeklärte Myokarderkrankung, während die Ausflußbahnobstruktion bzw. die massive Einengung der Ventrikelhöhle eine Folge dieser ungeklärten Erkrankung ist. Aus diesem Grunde ist die Indikationsstellung für die Operation bei der h. o. K. sehr erschwert, zumal die klinischen und hämodynamischen Kriterien durch den funktionellen Charakter der Erkrankung wechseln können. Infolgedessen kommen nur solche Patienten für eine Operation in Betracht, die ein schweres Krankheitsbild mit Belastungsdyspnoe, Angina pectoris, evtl. Lungenödem oder Rechtsherzinsuffizienz aufweisen. Liegt gleichzeitig ein großer ventriculo-arterieller Druckgradient vor, ist die Indikationsstellung einfach; schwierig wird die Entscheidung für die Operation, wenn ein schweres klinisches Krankheitsbild mit einem kleinen oder gar fehlenden Druckgradienten einhergeht. Kann bei solchen Patienten durch Provokationstests ein großer Gradient erzeugt werden, ist die Indikation ebenfalls zu bejahen. Problematisch wird es jedoch, wenn ein schweres klinisches Krankheitsbild weder in Ruhe, noch nach Provokation einen stärkeren Druckgradienten aufweist. Bei diesen Fällen ist von einer Ventrikulomyotomie keine Besserung zu erwarten; in Betracht kommt hierbei nur ein Resektionsverfahren oder eine Septektomie. Es ist selbstverständlich, daß keine Entscheidung zugunsten einer Operation getroffen werden darf, ohne daß sich vorher eine Behandlung mit β-Receptoren-Blockern von ausreichend langer Dauer und wirksamer Dosierung als ineffektiv erwiesen hat.

Wie wenig durch die Operation die ursächliche Myokarderkrankung selbst beeinflußbar ist, wird von den in der Literatur mitgeteilten zahlreichen postoperativen Spät-Todesfällen dokumentiert, die in der Regel plötzlich und ohne Vorboten erfolgten und sehr wahrscheinlich in der Mehrzahl der Fälle auf Rhythmusstörungen zurückgeführt werden müssen.

4. Konservative Therapie mittels β-Receptoren-Blockade

Obwohl die auslösende Ursache der primären Hypertrophie des Myocards bei der h. o. K. noch unbekannt ist, war es naheliegend, die Kontraktilität, darunter verstehen wir die elementare Eigenschaft eines Muskels, sich mit einer bestimmten Geschwindigkeit um ein bestimmtes Ausmaß verkürzen zu können, zu senken, um damit auch die von den Katecholaminen ausgehenden stimulierenden Einflüsse zu bremsen. Dies gelingt durch eine Hemmung bzw. eine Blockade der β-Receptoren des Myocards. Im akuten Versuch zeigte es sich dabei jedoch, daß die Ruhe-Hämodynamik nur wenig beeinflußt wird, daß aber die Veränderungen unter körperlicher Belastung oder durch Provokationstests entscheidend verbessert werden (HARRISON et al., 1964; CHERIAN et al., 1966). Es ist aber durchaus möglich, daß es sich dabei um ein Dosisproblem handelt.

SCHEU et al. berichten 1965 erstmals über eine Dauer-Behandlung mit β-Receptoren-Blockern bei 2 Patienten mit h. o. K. Beide Patienten sprachen auf die Therapie gut an und beschreiben eine erhebliche Besserung. Ein Patient wurde nachkatheterisiert, wobei eine Abnahme des ventrikulo-arteriellen Druckgradienten von 65 auf 35 mm Hg festgestellt wurde, auch die berechneten Öffnungsflächen der Obstruktion hatten sich vergrößert. 1966 berichteten CHERIAN et al. über 13 Patienten, bei denen eine Behandlung über insgesamt 166 Patientenmonate durchgeführt worden war. 2 Patienten gaben keine Änderung ihres Befindens an, eine Belastungsdyspnoe besserte sich bei 7 von 9 Patienten, bei 5 von 6 Patienten verschwanden Schwindel und Synkopen, bei 2 Patienten kam es zur Besserung anginöser Beschwerden. COHEN et al. (1964) berichten über die Behandlung von 7 Patienten. Sie verabfolgten Dosen von 80 bis 480 mg Propranolol täglich. Bei allen Patienten kam es zu einer deutlichen Besserung, besonders der anginösen Beschwerden. Die Zunahme der Belastungsfähigkeit wurde durch Ergometerarbeit und durch eine Placebokontrolle als echte Wirkung der β-Receptoren-Blockade objektiviert. Bei 3 Patienten konnte wegen der guten Besserung eine vorgesehene Operation unterlassen werden. SLOMAN (1967) teilt 5 Patienten mit, bei denen sich allerdings unter der Behandlung in einem Fall eine Herzinsuffizienz entwickelte, obwohl auch in diesem Fall eine größere Leistungsbreite bei Ergometerbelastung nachgewiesen werden konnte. Bei 4 Patienten fand sich eine deutliche klinische Besserung und eine Anhebung ihrer Arbeitskapazität.

Wir behandelten 20 unserer 47 Patienten mit Propranolol in einer Dosierung von 30 bis 240 mg tgl. oral. Die längste Behandlungsdauer eines Patienten beträgt 68 Monate, die kürzeste 18 Monate. Bei 14 Patienten konnte eine befriedigende bis sehr gute Besserung der klinischen Beschwerden erreicht werden. Eine Patientin, die seit 42 Monaten behandelt wird, bezeichnet das Präparat als „Wunderdroge", da sie sich seit 16 Jahren nicht mehr so beschwerdefrei gefühlt hat. Sie hatte bei der Herzkatheteruntersuchung vor der Behandlung einen Druckgradienten von 30 mm Hg. Bei einer anderen Patientin konnten schwere tachykarde Rhythmusstörungen mit verlängerter a.v. Überleitung und zeitweiligen Anfällen von Sinustachykardien, die zur Arbeitsunfähigkeit der erst 26jähr. Patientin geführt hatten, durch 80 mg Propranolol tägl. fast vollständig beseitigt werden (Abb. 8). Seit der Behandlung treten nur noch gelegentlich kurzdauernde Sinustachykardien auf, die sich aber spontan wieder zurückbilden. Die verlängerte a.v. Überleitungsstörung normalisierte sich unter der Behandlung! Die Patientin wurde wieder voll arbeitsfähig. Sie hatte einen ventriculo-arteriellen Druckgradienten von 50 mm Hg. Bei 3 Patienten konnte der spezifische Effekt des Propranolols durch Placebo-Gaben bestätigt werden. 3 weitere Patienten konnten von einer vorgesehenen Operation zurückgestellt werden. Bei einem Patienten entwickelte sich trotz einer befriedigenden Wirkung auf die anginösen Beschwerden eine Rechtsherzinsuffizienz mit Stauungsorganen. Durch eine Digitalisierung war eine Rekompensation zu erreichen, ohne daß die Wirkung des Propranolols auf die Angina pectoris beeinträchtigt wurde. Es handelte sich um eine sehr diffus ausgeprägte Form der h. o. K. ohne Druckgradienten.

Bei 5 Patienten war nur eine unbefriedigende Wirkung vorhanden. Hiervon wurden 2 Patienten operiert, von denen einer verstarb. Der andere zeigte nach der rechtsseitigen und transaortalen Septektomie eine gute klinische Besserung. Es handelte sich um eine sehr diffus ausgeprägte Form der h. o. K. mit einer Ausflußbahnobstruktion und einem Druckgradienten von 190 mm Hg. Ein anderer Patient klagte über eine Zunahme des Schwindels unter der Behandlung. 2 weitere Patienten, die eine unbefriedigende Wirkung angaben, hatten eine diffus ausgebildete Form der h. o. K. ohne wesentliche Ausflußbahnobstruktion. Nach unseren Erfahrungen gibt es bisher kein sicheres Kriterium, das eine Differenzierung in Therapieresistenz oder Ansprechbarkeit ermöglicht, allerdings scheinen Patienten mit niedrigerem Druckgradienten auf die Therapie besser zu reagieren. Auf der anderen Seite verfügen wir in der Zwischenzeit über mehrjährige Verlaufskontrollen bei Patienten mit h. o. K. (siehe Kapitel über den Verlauf), aus denen einwandfrei hervorgeht, daß sowohl die Myokardhypertrophie als auch die Ausflußbahnobstruktion zunehmen. Ob dabei tatsächlich der von

SCHMINCKE (1907) in seiner Erstbeschreibung postulierte Circulus vitiosus eine Rolle spielt, wonach die zunehmende Ausflußbahnobstruktion eine Vermehrung der Hypertrophie bewirkt, muß offengelassen werden. Wenn diese Vermutung richtig wäre, wofür es einige Anhaltspunkte gibt, dann könnte evtl. durch eine Dauertherapie mit β-Receptoren-Blockern, mit der in vielen Fällen eine Abnahme des Druckgradienten erreicht werden kann, ein weiteres Fortschreiten der Myocardhypertrophie verhindert werden. Ob diese Annahme zutreffend ist, muß die Zukunft erweisen.

XIX. Vergleich der familiären und der sporadischen Formen

Es kann heute nicht mehr bezweifelt werden, daß es zwei genetisch unterschiedliche Formen der h. o. K. gibt. Einmal Patienten mit einer positiven Familienanamnese, bei denen in der Ascendens oder unter gleichaltrigen Verwandten Fälle von h. o. K. vorkommen, und sogenannte sporadische Formen, bei denen die Erkrankung isoliert auftritt. Dabei ist zu berücksichtigen, daß es trotz intensiver Bemühungen schwierig sein kann, alle in Betracht kommenden Verwandten zu erfassen, so daß man nicht sicher ausschließen kann, daß einzelne sporadische Fälle vielleicht doch zu den familiären Formen gehören. Auch ist zu bedenken, daß wegen des progressiven Charakters der Erkrankung in der Verwandtschaft von „sporadischen" Fällen im Laufe der Zeit noch Krankheitsfälle manifest werden können.

In dem Material von FRANK u. BRAUNWALD (1968) litten 40 der 126 Patienten (32%) an der familiären Form der h. o. K. Diese Patienten waren in der Regel jünger (Durchschnittsalter 26,8 Jahre) gegenüber dem Durchschnittsalter der sporadischen Fälle (32,7 Jahre, $p < 0,05$). Der Anteil der Frauen an der familiären Form war größer (18 von 40 = 45% gegenüber 24 von 86 = 28%) bei den sporadischen Fällen. Bei den familiären Fällen waren die Männer jünger (Durchschnittsalter 20,0 Jahre) als die Frauen (Durchschnittsalter 35,1 Jahre; $p < 0,01$), oder die Männer mit der sporadischen Form (Durchschnittsalter 29,3 Jahre; $p < 0,01$). Unter den sporadischen Fällen waren die Frauen (Durchschnittsalter 41,3 Jahre) signifikant älter als die Männer (29,3 Jahre; $p < 0,001$). Der Altersunterschied der Frauen mit der familiären oder der sporadischen Form war nicht signifikant. Zusammengefaßt war die sporadische Form selten bei Mädchen und jungen Frauen und die familiäre Form eine Rarität bei alten Männern.

Frauen, die an der h. o. K. leiden, sind in der Regel schwerer krank als Männer. In der Serie von FRANK u. BRAUNWALD (1968) waren 17 der 42 Frauen (41%) im Schweregrad III und IV, aber nur 11 der 84 männlichen Patienten (13%). Die Patienten mit der familiären Form boten im allgemeinen ein weniger schweres Krankheitsbild als die sporadischen Fälle,

21 der 40 Patienten mit der familiären Form (51%) gehörten dem Schweregrad I, aber nur 27 der 86 Fälle mit der sporadischen Form (31%) zeigten das gleiche Beschwerdebild ($p < 0,025$). Hier muß jedoch berücksichtigt werden, daß ein Teil der familiären Fälle durch die Untersuchung in der Verwandtschaft schon entdeckt wurden, obwohl sie keine, oder nur so geringe Beschwerden hatten, daß sie deswegen keinen Arzt aufgesucht hätten, während die sporadischen Fälle nahezu ausschließlich ursächlich wegen ihrer kardialen Beschwerden untersucht wurden.

Hinsichtlich der physikalischen Befunde, oder des klinischen Verlaufs bestanden zwischen den beiden Formen keine Unterschiede. Die Zahl der Todesfälle (bei der familiären Form 5 von 40 = 12% und bei den sporadischen Formen 5 von 86 = 5,8%) waren nicht signifikant unterschiedlich. In beiden Gruppen verstarben 3 Patienten unerwartet, während 2 einer chronischen Dekompensation erlagen.

Bei beiden Formen gab es einige elektrokardiographische Unterschiede. 6 von 39 Patienten mit der familiären Form (15%) zeigten einen Rechts- oder Indifferenztyp, ein Befund, der bei den sporadischen Fällen sehr selten war (2 von 84; 2%, $p < 0,01$), wobei allerdings zu berücksichtigen ist, daß die familiären Fälle im Durchschnitt jünger sind. Intraventrikuläre Leitungsstörungen waren bei der familiären Form (13 von 39 = 33%) signifikant häufiger als bei den sporadischen Fällen (9 von 84 = 11%; $p < 0,005$). Dagegen waren Linkshypertrophiezeichen bei den familiären Patienten (21 von 39 Patienten = 54%) seltener nachweisbar als bei den sporadischen Fällen (65 von 84 Patienten = 77%; $p < 0,02$).

Die Ausflußbahnobstruktion war bei den sporadischen Fällen stärker ausgeprägt (Druckgradient im Mittel 60,4 ± 4,8 mm Hg; bei den familiären Formen 42,4 ± 6,9 mm Hg; $p < 0,01$). Bei den sporadischen Patienten waren die Fälle ohne Ruhegradient (12%) signifikant seltener als bei der familiären Form (32%; $p < 0,01$). Bei einem Vergleich der zahlreichen anderen hämodynamischen Parameter konnten FRANK u. BRAUNWALD (1968) keine weiteren Unterschiede feststellen.

XX. Ist die h. o. K. angeboren oder erworben?

Es kann heute kein Zweifel darüber bestehen, daß es angeborene Formen der h. o. K. gibt. Die erste absolut sichere pathologisch anatomische Beschreibung eines Neugeborenen und eines einen Monat alten Kindes mit h. o. K. stammt von NEUFELD, ONGLEY u. EDWARDS (1960). Unter den Patienten von BRAUNWALD et al. (1964) finden sich 9 Fälle, bei denen das Herzgeräusch bereits während des ersten Lebensjahres festgestellt wurde. DAOUD et al. (1961) beschrieben die klinischen und pathologisch-anatomischen Befunde eines einjährigen Kindes, bei dem die Diagnose einer h. o. K.

durch Herzkatheterisation gesichert werden konnte, und das bei der anschließenden Operation verstarb. Weitere Mitteilungen über sehr frühkindliche Manifestationen, die eine angeborene Genese der Erkrankung nahelegen, finden sich bei WIGLE et al. (1963), SOULIÉ et al. (1962), FISCHLEDER et al. (1962), COHEN et al. (1964), WOOD et al. (1962) sowie GROSSE-BROCKHOFF u. LOOGEN (1962).

Ein weiterer indirekter Hinweis auf eine mögliche angeborene Genese sind Fälle, bei denen eine andere Herzmißbildung mit einer h. o. K. kombiniert ist. MOLTHAN et al. (1962) berichten über ein Kind mit einem kompletten a.v. Kanal, einer valvulären Pulmonalstenose und einer h. o. K. Der klinische Befund wurde autoptisch bestätigt. SHONE et al. (1963) (komplexe Mißbildung), MCINTOSH et al. (1962) (Aortenisthmusstenose), LAUER et al. (1960) (VSD), GOODWIN et al. (1961) (Ductus Botalli) sowie WALTHER et al. (1960) (VSD) berichten über weitere Kombinationen mit angeborenen Fehlbildungen. Histologische oder histochemische Untersuchungen hinsichtlich der spezifischen strukturellen Änderungen der Myokardfasern wurden jedoch in keinem der Fälle durchgeführt, so daß es fraglich ist, ob tatsächlich eine echte h. o. K. vorlag. Es besteht die Möglichkeit, daß nur eine ähnlich lokalisierte, aber unspezifische Muskelhypertrophie vorlag. Lediglich SOMMERVILLE et al. (1968) berichten neben einem Patienten mit valvulärer Pulmonalstenose und einem Patienten mit ASD über einen vierjährigen Jungen mit valvulärer Aortenstenose, bei dem durch eine histologische Untersuchung durch PEARSE (1964) gewisse Hinweise für die Kardiomyopathie, nämlich ein erhöhtes Verhältnis von Mitochondrien zu Myofibrillen, nachgewiesen werden konnte.

HARING (1960) konnte massive Myokardhypertrophien erzeugen, wenn er gravide Ratten einen Tag einer Atmosphäre von $6^0/_0$ CO_2 aussetzte. $25^0/_0$ der neugeborenen Ratten wiesen schwere Herzmißbildungen auf, am häufigsten massive myokardiale Verdickungen, die zu einer Einengung des Ausflußtraktes der rechten und linken Herzkammer führten. Auch hier fehlen genauere histologische Untersuchungen, so daß diese Experimente keine verbindlichen Rückschlüsse erlauben.

Im Gegensatz zu diesen Befunden gibt es eine beträchtliche Zahl von Patienten mit h. o. K., bei denen sich die Krankheit zweifelsfrei erst im Laufe des Lebens entwickelt hat, da bei vorhergehenden gründlichen Untersuchungen kein pathologischer Herzbefund festgestellt werden konnte. In der Zusammenstellung von BRAUNWALD et al. (1964) finden sich 20 Patienten, bei denen sich mit Sicherheit ein Herzgeräusch erst zwischen 2 Untersuchungen entwickelt hat. LIVESAY et al. (1960) beschrieben eine Frau, bei der das Geräusch trotz zahlreicher Voruntersuchungen erst im 57. Lebensjahr erstmalig festgestellt wurde. BRENT et al. (1960) berichten über ein Kind, bei dem im Alter von 1 und 3 Jahren kein pathologischer Herzbefund erhoben werden konnte, während im Alter von 6 Jahren ein Geräusch gefunden wurde und sich in der Folgezeit die anderen Symptome einer h. o. K. entwickelten. Aufgrund dieser Verhältnisse besteht kein Zweifel, daß die klinische Manifestation der h. o. K. bei der Geburt, bzw. in der frühen Säuglingszeit vorhanden sein kann, aber nicht vorhanden sein muß. Auf der anderen Seite haben sich bei einer Anzahl von Patienten die klinischen Zeichen absolut sicher erst im Laufe des Lebens entwickelt. Damit ist allerdings nicht bewiesen, daß die abnorme Struktur des Myokards nicht doch schon bei der Geburt vorhanden war, daß sich die Hypertrophie und ihre funktionellen Auswirkungen aber erst später entwickelt und zu dem klinischen Bild der h. o. K. geführt haben.

In diesem Zusammenhang ist ein Mitteilung von NASSER et al. (1967) bemerkenswert. Die Autoren untersuchten 33 Mitglieder einer großen Negerfamilie und führten bei 20 von ihnen eingehende Herzkatheteruntersuchungen durch. Dabei konnten sie bei 15 Fällen die Symptome einer obstruktiven Kardiomyopathie feststellen. Plötzliche Todesfälle waren in der Familie nicht bekannt. Vier junge Patienten waren beschwerdefrei, während 11 Patienten über Belastungsdyspnoe klagten. Die hämodynamischen Befunde waren sehr unterschiedlich. Bei einigen Patienten bestand keine Ausflußbahnobstruktion, im Angiokardiogramm fanden sich aber die typischen Veränderungen der Kontur der Ventrikelhöhlen. Bei anderen Patienten waren z. T. beträchtliche Druckgradienten nachweisbar. Diese Patienten waren sämtlich älter. Die Autoren kommen zu dem Schluß, daß das Fehlen oder das Vorhandensein einer Ausflußbahnobstruktion lediglich eine unterschiedliche Manifestation derselben kardialen Grundkrankheit darstellt. Da auch schon bei den untersuchten Kindern die typischen Konturen der Ventrikelhöhlen wie bei ausgeprägter obstruktiver Kardiomyopathie nachgewiesen wurden die Ausflußbahnobstruktion aber nur bei älteren Patienten vorhanden war, vermuten die Autoren, daß die Entwicklung einer Ausflußbahnobstruktion von der Dauer der Erkrankung abhängt, daß die Erkrankung selbst aber immer angeboren sei.

Bisher kann nicht sicher entschieden werden, ob die h. o. K. immer aus einer angeborenen Präformation hervorgeht, oder ob sie sich im Laufe des Lebens auch aus einer regelrechten Myokardstruktur entwickeln kann.

Bis jetzt konnten keine immunologischen Mechanismen bei der Pathogenese der h. o. K. nachgewiesen werden. Eigene Untersuchungen (ARNOLD; LARBIG u. REINHARDT, 1971, unveröffentlicht) ergaben bei einem Kollektiv von 23 Patienten mit h. o. K. gegenüber gesunden Probanden normale Immunoglobulin- und Komplementspiegel (β_1-A); auch antinucleäre Faktoren und mitochondriale Antikörper ließen sich nicht nachweisen. Immunfluorescenzoptisch waren Antikörper gegen cytoplasmatische Antigene und Membranantigene an Säugetierherzen nicht lokalisierbar.

XXI. Genetik

Aufgrund unserer heutigen Kenntnisse kann kein Zweifel darüber bestehen, daß 6 Mitglieder der von DAVIES (1952) beschriebenen Familie mit einer unklaren Herzkrankheit an einer h. o. K. gelitten haben. BERCU et al. (1958) berichten über 2 Brüder, BRENT et al. (1960) über 2 Familien, von denen mehrere Mitglieder an einer h. o. K. erkrankt waren. Danach häuften sich die Mitteilungen über ein familiäres Auftreten der h. o. K. (PARÉ et al., 1961; WALTHER et al., 1960; WOOD et al., 1962; KARIV et al., 1966; HOLLMANN et al., 1960; McGUIRE, 1964. HOLLMANN et al. (1960) beschrieben eine große Familie, in der 9 von 23 Mitgliedern von der h. o. K. befallen waren, und zwar 4 Frauen und 5 Männer. Bei KARIV et al. (1966) waren es 4 Frauen und 4 Männer, bei BRENT et al. (1960) 3 Frauen und 3 Männer. Aufgrund dieser Mitteilungen würde bei der familiären Form der h. o. K. eine proportionale Geschlechtsverteilung vorliegen, während bei den sporadischen Formen das Geschlechtsverhältnis männlich : weiblich etwa 3 : 1 beträgt. Von anderen Autoren wird aber auch bei den familiären Formen ein Überwiegen des männlichen Geschlechtes beschrieben (BERCU et al., 1958; WIGLE et al., 1962; WALTHER et al., 1960; BRENT et al., 1960). Die 4 Patienten in WIGLEs Serie, die eine positive Familienanamnese aufwiesen, waren sämtlich männlichen Geschlechtes, ebenso 3 Geschwister, die von WALTHER et al. (1960) beschrieben wurden, sowie 9 Mitglieder einer Familie von BRENT et al. (1960) und 2 Patienten von BERCU et al. (1958).

In unserem Material fanden sich 7 Patienten mit einer positiven Familienanamnese. Unter diesen waren 3 Geschwister, eine Frau und zwei Männer, deren Vater ein WPW-Syndrom aufwies. Bei 2 anderen Geschwistern (Bruder und Schwester) bei denen eine relativ schwere Form der h. o. K. vorlag, litt die Mutter ebenfalls an einer h. o. K., jedoch leichterer Ausprägung und ohne wesentliche subjektive Beschwerden. Die Tochter wurde nach komplikationslosem Schwangerschaftsverlauf von einem gesunden Mädchen entbunden. Bei den anderen Patienten (je 1 Mann und 1 Frau) verstarb in beiden Fällen der Vater in jugendlichem Alter (36 und 41 Jahren) plötzlich an einem akuten Herztod. Bei einer weiteren 36jähr. Patientin mit schweren subjektiven Symptomen, insbesondere Rhythmusstörungen, litt auch eine Schwester an einer h. o. K., ohne wesentliche Beschwerden zu haben. Mehrere Schwangerschaften verliefen komplikationslos.

Der genaue Erbgang bei der familiären Form der h. o. K. ist noch nicht aufgeklärt, BRAUNWALD et al. (1964) vermuten eine nicht geschlechtsgebundene autosomal dominante Vererbung. In der Serie von FRANK u. BRAUNWALD (1968) hatten 40 Patienten eine positive Familienanamnese (32%) und 86 waren sporadische Fälle (68%). Das Geschlechtsverhältnis männlich : weiblich der familiären Form war 1,2 : 1,0 bei einem Durchschnittsalter von

25,6 Jahren und einem mittleren intraventrikulären Druckgradienten von 52 mm Hg, bei den sporadischen Fällen war die Geschlechtsverteilung 2,6 : 1,0 mit einem Durchschnittsalter von 37,7 Jahren und einem mittleren Druckgradienten von 60 mm Hg. Die subjektiven Beschwerden waren bei den familiären Formen signifikant geringer ausgeprägt als bei den sporadischen Fällen. Plötzliche unerwartete Todesfälle waren unter den Patienten mit Familienbelastung nicht häufiger als bei den sporadischen Fällen. Über eine Häufung von akuten Herztodesfällen bei den Patienten mit einer familiären Form der h. o. K. berichten aber WIGLE et al. (1962), SOULIÉ et al. (1962), MENGES et al. (1961), HORLICK et al. (1966). Auch unter unseren Fällen mit der familiären Form wurden zweimal plötzliche Herztodesfälle in der ascendierenden Linie angegeben, 1 Patientin verstarb unerwartet nach einer operativen Korrektur. Diese Patientin hatte 2 Kinder, die bisher beide gesund sind. Eine weitere Patientin, bei der allerdings keine sichere familiäre Belastung nachgewiesen werden konnte, verstarb ebenfalls ganz akut während eines Kuraufenthaltes. Ein anderer 16jähr. Patient mit familiärer Belastung verstarb völlig unerwartet 3 Monate nach der Untersuchung in unserer Klinik. Ein weiterer 34jähr. Patient ohne familiäre Belastung verstarb wenige Monate nach der Untersuchung in unserer Klinik nach Angaben des Hausarztes akut an einem Herzinfarkt, wahrscheinlich dürfte es sich um Rhythmusstörungen gehandelt haben.

Zusammengefaßt kann festgestellt werden, daß es noch einer subtilen Verlaufsbeobachtung bedarf, um den genauen Vererbungsgang aufzuklären. Dies ist besonders schwierig, da sich auch bei den familiären Formen die charakteristischen subjektiven und objektiven Symptome oftmals erst im Laufe des Lebens entwickeln, so daß eine einmalige Untersuchung mit einem Normalbefund das spätere Manifestwerden einer h. o. K. nicht ausschließt.

XXII. Verlauf der h. o. K.

14 Jahre nach der Wiederentdeckung der Krankheit durch Sir RUSSEL BROCK (1957) ist es immer noch nicht möglich, verbindliche Angaben über einen typischen Verlauf oder die Prognose der h. o. K. zu machen. Unter Berücksichtigung der zahlreichen kasuistischen Mitteilungen ist es aber ganz sicher, daß die Lebenserwartung der Patienten mit h. o. K. eingeschränkt ist. In der Literaturzusammenstellung von HEINRICH (1967), der eine Übersicht über 162 Fälle mit isolierter IHSS gibt, finden sich lediglich 2 Patienten über 60 Jahre. Aus der 2. Lebensdekade konnte er 40 Fälle, aus der 3. Lebensdekade 45 Fälle, aus der 4. Lebensdekade 30 Fälle, dann 24 und aus der 6. Dekade 11 Fälle zusammentragen. Nur 6 Fälle waren 0—4 Jahre, und nur 4 Fälle 5—9 Jahre alt. Wir kennen eine 66jähr. Patientin, die in dem vorliegenden Kollektiv nicht berücksichtigt ist, da sie nicht herzkatheterisiert wurde, bei der alle klinischen, elektrokardiographischen und rönt-

genologischen Befunde sowie die Carotispulskurve und die Spitzenstoßkurve für das Vorliegen einer h. o. K. sprechen. Sie klagt über beträchtliche stenokardische Beschwerden, Palpitationen und Dyspnoe, so daß sie funktionell dem Schweregrad III zuzuordnen ist. Sie leidet außerdem an einer progredienten Lebercirrhose. Eine weitere Patientin ist 61 Jahre alt. Ihr Herzfehler wurde bereits 14 Jahre vor unserer Untersuchung festgestellt, Beschwerden traten jedoch erst 2 Jahre vor der ersten Untersuchung in unserer Klinik auf. Ein weiterer Patient ist heute 53 Jahre alt. Bei ihm wurde bereits 42 Jahre vor der Untersuchung in unserer Klinik ein Herzgeräusch festgestellt und seit 40 Jahren bestehen subjektive Beschwerden. Trotzdem ist er als kaufmännischer Angestellter voll berufstätig. Beide Patienten sind funktionell dem Schweregrad II zuzurechnen, eine familiäre Belastung besteht nicht. Inzwischen wurde bei einem 66jähr. Patienten, der nicht in diesem Kollektiv enthalten ist, eine spezielle Herzdiagnostik durchgeführt, die das Vorliegen einer h. o. K. ohne wesentliche Ausflußbahnobstruktion bestätigte. Im Vordergrund stehen anginöse Beschwerden, so daß der Patient dem Schweregrad II angehört. Eine Progredienz der Erkrankung war anamnestisch nicht festzustellen. Das EKG war nicht sicher pathologisch verändert.

Auf der anderen Seite zeigten 2 unserer Patienten innerhalb von 2—3 Jahren eine erhebliche Verschlechterung ihres Zustandes. Beide Patienten wurden mit gutem Erfolg operiert. Eine andere 25jähr. Patientin erlebte innerhalb eines Jahres ohne jede Therapie eine dramatische Besserung ihres Zustandes. Auch eine Gravidität wurde komplikationslos ausgetragen. Dagegen entwickelten zwei andere oben bereits erwähnte Patientinnen am Ende der Schwangerschaft eine erhebliche Herzinsuffizienz, die sich nach der Entbindung relativ schnell wieder zurückbildete.

Bei einem anderen Patienten wurde bereits 3 Jahre vor unserer Untersuchung das typische Herzgeräusch festgestellt, das EKG war zu diesem Zeitpunkt aber noch wenig verändert. 3 Jahre später waren elektrokardiographisch ein P-sinistrokardiale sowie ausgeprägte Zeichen einer Linkshypertrophie nachweisbar (Abb. 10).

Der Zeitpunkt zwischen der Feststellung eines Herzgeräusches und dem Auftreten von subjektiven Beschwerden schwankte in unserem Kollektiv in weiten Grenzen. Bei 16 Patienten wurde mit den ersten subjektiven Beschwerden auch erstmalig ein Herzgeräusch festgestellt. Bei 17 Patienten wurde zwischen 1—28 Jahren vor dem Einsetzen der subjektiven Symptomatik bereits ein Herzgeräusch diagnostiziert. Dagegen gingen bei 11 Patienten die subjektiven Beschwerden der Feststellung eines Geräusches um 1—7 Jahre voraus. Einige dieser Patienten haben jedoch trotz der Beschwerden keinen Arzt aufgesucht, so daß ein eventuelles Geräusch gar nicht erkannt werden konnte, bei einigen anderen ist es fraglich, ob eine sorgfältige

Auskultation erfolgt ist. Insgesamt gesehen belegt aber auch diese Zusammenstellung die Progredienz der Krankheit.

7 unserer 47 Patienten verstarben, davon 2 an den Folgen der operativen Korrektur (siehe Kapitel Therapie). Eine Patientin überlebte die Operation 1 Jahr. Bei ihr bestand wahrscheinlich eine familiäre Form der Erkrankung. Sie entwickelte ca. 4 Monate nach der Operation Vorhofflimmern und verstarb an einem akuten Herztod. Vor dem Tod befand sie sich im Schweregrad III. Eine weitere Patientin, bei der eine familiäre Belastung nicht bewiesen werden konnte, verstarb während eines Kuraufenthaltes ebenfalls ganz akut, nachdem es im Verlaufe von 2 Jahren zu einer langsamen Verschlechterung des Zustandes gekommen war (Schweregrad II nach III). Ein weiterer Patient mit dem Schweregrad II entwickelte während einer diagnostischen Herzkatheteruntersuchung irreversibles Kammerflimmern, bei ihm wurde die Diagnose einer h. o. K. autoptisch verifiziert. 2 weitere Patienten, ein 16jähr. und ein 34jähr. Mann, verstarben wenige Monate nach der Untersuchung in unserer Klinik ganz akut ohne Vorboten. In beiden Fällen dürfte es sich wahrscheinlich um Rhythmusstörungen gehandelt haben.

In unserer Serie finden sich demnach 4 Todesfälle, die direkt auf die Krankheit zurückzuführen sind. Weiterhin ist auffallend, daß, abgesehen von den eingangs erwähnten Ausnahmen, ältere Patienten nicht zur Beobachtung gekommen sind.

Bei 3 unserer Patienten bestand gleichzeitig ein neurologisches Leiden, und zwar einmal bei einer 35jähr. Patientin eine sicher diagnostizierte Migraine accompaignée, die bereits 6 Jahre vor der ersten Untersuchung aufgetreten war. Bei einer anderen 43jähr. Patientin entwickelten sich ähnliche Symptome in Form von anfallsweise auftretender motorischer Schwäche, paraesthetischen Mißempfindungen und kontralateralen Kopfschmerzen, ohne daß bisher eine sichere neurologische Diagnose gestellt werden konnte. Bei einer weiteren 20jähr. Patientin liegt eine neurologisch unklare spino-cerebellare Erkrankung vor. Über ein gehäuftes Zusammentreffen von h. o. K. mit neurologischen Erkrankungen ist bisher nicht berichtet worden. Wir können deshalb nicht entscheiden, ob es sich um ein zufälliges Zusammentreffen handelt, oder ob tatsächlich die h. o. K. mit neurologischen Erkrankungen häufiger kombiniert ist.

Der fortschreitende Charakter der Krankheit wird durch das Kollektiv von FRANK u. BRAUNWALD (1968) eindrucksvoll belegt. Das Durchschnittsalter von 48 Patienten, die dem Schweregrad I angehörten, betrug 23,7 Jahre, das Durchschnittsalter von 50 Patienten des Schweregrades II lag bei 31,6 Jahren, 25 Patienten gehörten dem Schweregrad III und 3 Patienten dem Schweregrad IV an. Das Durchschnittsalter dieser beiden Gruppen betrug 41,4 Jahre. Der Altersunterschied zwischen den einzelnen Schweregraden war signifikant. Bei den Patienten des Schweregrades I war ein

Herzgeräusch erstmalig in einem Durchschnittsalter von 15,4 Jahren, bei dem Schweregrad II im Alter von 20,8 Jahren und bei dem Schweregrad III und IV im Alter von 28,4 Jahren aufgefallen. Der Unterschied zwischen diesen Gruppen war statistisch zu sichern.

Interessant ist weiterhin das Zeitintervall zwischen der ersten Feststellung eines Herzgeräusches und der Durchführung der speziellen Herzdiagnostik. Bei den Patienten des Schweregrades I betrug die Zeit $4,4 \pm 1,1$ Jahre, beim Schweregrad II $5,2 \pm 0,7$ Jahre und bei den Schweregraden III und IV $6,0 \pm 0,7$ Jahre. Der Unterschied zwischen den einzelnen Gruppen konnte statistisch nicht gesichert werden.

Von den 126 Patienten aus der Serie von FRANK u. BRAUNWALD (1968) konnte der Verlauf der Erkrankung bei 98 Patienten über einen längeren Zeitraum verfolgt werden. Von den 48 Patienten, die dem Schweregrad I angehörten, konnten 42 Patienten über einen durchschnittlichen Zeitraum von 38,2 Monaten (4—90 Monate) nachuntersucht werden. Das entspricht insgesamt 133,6 Patientenjahre. 30 Patienten (71%) blieben unverändert im Schweregrad I, 8 Patienten erlebten innerhalb eines durchschnittlichen Intervalls von 29 Monaten eine Verschlechterung, 2mal in Form von Rhythmusstörungen, 6mal durch Entwicklung von Angina pectoris-Beschwerden, Synkopen oder Herzinsuffizienz. 1 Patient gehörte zuletzt dem Schweregrad III an, die anderen 7 dem Schweregrad II. 3 der 8 Patienten wurden operiert, davon konnten 2 Patienten gebessert werden, nachdem ein postoperativ aufgetretenes Vorhofflimmern beseitigt wurde. Der 3. Patient wurde insgesamt 52 Monate beobachtet und er schwankte ständig zwischen den Schweregraden I und II. Ein beschwerdefreier 11jähr. Patient mit einer familiären Form der Erkrankung verstarb ganz plötzlich 42 Monate nach der ersten Untersuchung.

50 Patienten gehörten dem Schweregrad II an, davon konnten 40 Patienten über durchschnittlich 33 Monate (5—109 Monate) nachbeobachtet werden, das entspricht 110,2 Patientenjahre. Von diesen 40 Patienten verblieben 19 Patienten im gleichen Schweregrad (47,5%), 5 Patienten verschlechterten sich zum Schweregrad III in einem Zeitraum von 6—36 Monaten nach der ersten Untersuchung. Bei einem dieser Patienten führte die Entwicklung von Vorhofflimmern zu der Verschlechterung. 5 Patienten verstarben, davon 3 unerwartet zwischen 6 und 53 Monate nach Beginn der Beobachtung. Diese 3 Patienten gehörten auch zum Zeitpunkt ihres Todes dem Schweregrad II an. Ein 4. Patient war im Schweregrad III, er verstarb im Lungenödem — nach unseren Erfahrungen eine seltene Komplikation der h. o. K. Ein weiterer Patient war bereits infolge einer sehr schweren Progredienz und Angina pectoris in den Schweregrad IV übergewechselt.

Die restlichen 11 Patienten zeigten eine sehr wechselnde klinische Symptomatik, teilweise Besserung, dann aber auch wieder Verschlechterung, besonders durch intermittierende Arrhythmien. Keiner dieser Patienten wechselte aber permanent in den Schweregrad I über.

28 Patienten gehörten primär dem Schweregrad III oder IV an, davon wurden 7 Patienten sofort operiert, 5 konnten nicht weiter verfolgt werden, so daß nur 16 Patienten über einen durchschnittlichen Zeitraum von 31 Monaten (1—140 Monate) beobachtet werden konnten, das entspricht 41,5 Patientenjahre. Der Zustand von 5 Patienten blieb unverändert, davon wurden 4 nach 2—9 Monaten operiert. Der fünfte wurde 9 Monate bei unverändertem Befinden weiter beobachtet. Ein weiterer Patient verschlechterte sich zum Schweregrad III und IV und wurde 40 Monate nach der Erstuntersuchung operiert. 4 Patienten verstarben, davon 2 an einer therapieresistenten Herzinsuffizienz und die beiden anderen unerwartet. 6 Patienten zeigten eine klinische Besserung, und zwar waren 4 Patienten nach einem Beobachtungszeitraum von 2—76 Monaten dem Schweregrad II zuzuordnen, während die beiden anderen Patienten nach 90 bzw. 140 Monaten sogar zum Schweregrad I gehörten.

XXIII. Todesfälle

14 der 98 Patienten von FRANK u. BRAUNWALD (1968) verstarben während des Beobachtungszeitraumes (14%). 4 dieser Todesfälle sind nicht direkt auf die Grundkrankheit zurückzuführen (Thrombopenie nach Herzkatheteruntersuchung mit cerebraler Hämorrhagie. 1 Patient verstarb 8 Tage postoperativ, 1 Suicid- und 1 Magen-Ca). 3 dieser Patienten waren im Schweregrad II, 1 Patient im Schweregrad III. Alle 4 Patienten wurden seziert und die Diagnose h. o. K. bestätigt.

10 Patienten verstarben direkt an ihrer Grundkrankheit. Bei 6 Patienten ereignete sich der Tod plötzlich, darunter waren 3 Jungen im Alter von 8, 11 und 15 Jahren mit einer familiären Form der Erkrankung. Sie hatten eine relativ geringe Obstruktion mit ventriculo-arteriellen Druckgradienten von 4, 15 und 30 mm Hg. Ein Junge war im Schweregrad I, die beiden anderen im Grad II. 3 Erwachsene verstarben ebenfalls plötzlich, und zwar ein 29jähr. Mann, der dem Schweregrad III angehörte und einen Druckgradienten von 74 mm Hg aufwies, ein 40jähr. Patient, der im Schweregrad III war und in Ruhe keinen Druckgradienten hatte, unter Isoproterenol aber eine Obstruktion mit einem Gradienten von 70 mm Hg entwickelte und eine 53jähr. Frau im Schweregrad II, die ebenfalls keinen Ruhegradienten hatte, aber unter Provokation einen großen Gradienten entwickelte. Zusammengefaßt hatten die 6 plötzlich verstorbenen Patienten nur einen geringen durchschnittlichen Druckgradienten in Ruhe (23 mm Hg), der signifikant niedriger war ($p < 0,01$) als bei den übrigen 120 Patienten, die einen durchschnittlichen Gradienten von 56 mm Hg aufwiesen.

4 Patienten verstarben, nachdem es zu einer kontinuierlichen Verschlechterung des Krankheitsbildes gekommen war. Es handelte sich um 4 Frauen, von denen 2 an der familiären Form der Krankheit litten. Eine dieser Patientinnen wurde mit 28 Jahren zuerst untersucht. Ein Druckgradient konnte in Ruhe nicht festgestellt werden. Sie verstarb 5 Jahre später im Schweregrad IV mit schweren Angina pectoris-Anfällen. Die 2. Patientin war 25 Jahre alt und hatte nur einen Druckgradienten von 8 mm Hg. Sie verstarb an rekurrierendem Vorhofflimmern und zunehmenden Dekompensationszeichen 2 Jahre nach der ersten Untersuchung.

Die beiden anderen Patienten hatten schon in Ruhe schwere Obstruktionen. Eine 39jähr. Patientin hatte einen Gradienten von 87 mm Hg, ihr klinischer Zustand verbesserte sich zunächst nach einer Thoracotomie. Eine Kontrolluntersuchung 1 Jahr später erbrachte keine Änderung der hämodynamischen Verhältnisse, und die Patientin verstarb 7 Monate später unter dem Bild einer fortschreitenden klinischen Verschlechterung. Die 4. Patientin war 34 Jahre alt und im Schweregrad II, als ein Druckgradient von 74 mm Hg festgestellt wurde. Ihr Zustand blieb 24 Monate unverändert, dann verschlechterte sie sich sehr schnell, entwickelte ein Linksherzversagen und verstarb 2 Monate später im Lungenödem.

Die Beobachtung von FRANK u. BRAUNWALD (1968), daß bei der familiären Form der Erkrankung eine schwere klinische Symptomatik seltener anzutreffen ist als bei den sporadischen Patienten, wird von zahlreichen anderen Autoren ebenfalls mitgeteilt, im Gegensatz zu FRANK u. BRAUNWALD berichten diese Autoren aber, daß akute Herztodesfälle bei den familiär belasteten Patienten signifikant häufiger vorkommen als bei den sporadischen Formen, eine Beobachtung, die in der Serie von BRAUNWALD et al. (1964) noch beschrieben wurde, die in dem großen Kollektiv aus dem Jahre 1968 aber nicht bestätigt werden konnte (WIGLE et al., 1962; PARÉ et al., 1961; DAVIES, 1952; WALTHER et al., 1960; BRENT et al., 1960; HOLLMAN et al., 1960). Dagegen wird über akute Herztodesfälle bei den sporadischen Formen nur vereinzelt berichtet (SERRATTO et al., 1962; SAMET et al., 1962). In der Familie, die von PARÉ et al. (1961) beschrieben wurde, hatten 7 der 8 verstorbenen Patienten nie Herzbeschwerden gehabt. Auch 2 Schwestern aus der von DAVIES (1952) beschriebenen Familie verstarben akut, ohne jemals Symptome einer Herzkrankheit gehabt zu haben. Auf der anderen Seite verstarben auch Patienten mit der familiären Form der h. o. K. oftmals erst nach einer beschwerdereichen Krankheitsdauer (WIGLE et al., 1962; WALTHER et al., 1960; TEARE, 1958). Dagegen hatten die verstorbenen Patienten mit der sporadischen Form der h. o. K. zumeist lange Zeit prämortal beträchtliche Beschwerden (SERRATTO et al., 1962; SAMET et al., 1962).

Von unserem Krankengut starben 4 Patienten (9%) an direkten Folgen ihrer Grundkrankheit. Die erste Patientin war 36 Jahre alt, sie litt wahrscheinlich an einer familiären Form der Erkrankung, da auch ihr Vater im

Alter von 36 Jahren akut an einer Herzkrankheit verstorben war. Nach einer anfänglich erfolgreichen operativen Korrektur entwickelte sich 4 Monate später Vorhofflimmern, das medikamentös nicht zu beherrschen war. Defibrillationen waren damals noch nicht möglich. Ihr Zustand verschlechterte sich zusehends und sie verstarb 1 Jahr nach der Operation ganz akut während einer Besuchsreise in den USA. Sie befand sich damals im Schweregrad III. Präoperativ bestand ein Druckgradient von 100 mm Hg. Postoperative Nachuntersuchungen wurden nicht durchgeführt. Die 2. Patientin war zum Zeitpunkt des Todes 22 Jahre alt. Bei ihr bestand eine schwere Mitralinsuffizienz ohne einen Druckgradienten in der Ausflußbahn des linken Ventrikels. Da die hämodynamischen Rückwirkungen der Mitralinsuffizienz erheblich waren (Mitteldruck im linken Vorhof 28 mm Hg), wurde eine Anuloplastik nach WHOOLER durchgeführt. Diese Operation führte anfänglich zu einer Besserung der Beschwerden, eine Nachuntersuchung 12 Monate postoperativ ergab aber die gleichen Druckwerte im rechten und linken Herzen wie vor der Operation. Ein ventriculo-aortaler Druckgradient konnte ebenfalls nicht nachgewiesen werden, die Patientin verstarb dann akut während eines Kuraufenthaltes. Eine Sektion wurde nicht durchgeführt. Zum Zeitpunkt des Todes befand sich die Patientin im Schweregrad III.

Der 3. Patient verstarb akut im Alter von 16 Jahren, wahrscheinlich an einer Rhythmusstörung. 3 Monate vorher wurde ein ventriculo-arterieller Druckgradient von 30 mm Hg festgestellt, der enddiastolische Druck im linken Ventrikel betrug 20 mm Hg, im linken Vorhof wurde ein Druck von 25/12 mm Hg gemessen, ohne Hinweise für Mitralinsuffizienz. Der Patient war prämortal beschwerdefrei und dem Schweregrad I zuzuordnen. Er litt an einer familiären Form der Erkrankung. Der 4. Patient war zum Zeitpunkt des Todes 34 Jahre alt, es bestand ein ventriculo-arterieller Druckgradient von 100 mm Hg, der Mitteldruck im linken Vorhof war auf 12 mm Hg erhöht. Eine Mitralinsuffizienz konnte angiokardiographisch ausgeschlossen werden. Auch hier ereignete sich der Tod ohne Vorboten, eine Sektion wurde nicht vorgenommen.

Zusammenfassend verstarben diese 4 Patienten plötzlich ohne Vorboten. Die beiden Frauen waren in einem schlechteren klinischen Zustand, wobei eine Progredienz der Beschwerden bestand. Die beiden Männer verstarben akut, die Ursache des Todes ist nicht zu eruieren, am wahrscheinlichsten hat es sich um Rhythmusstörungen gehandelt.

Bei der Sektion von Patienten mit h. o. K. werden häufig fibrotische Myokardnarben als Folge einer relativen Coronarinsuffizienz gefunden, über Herzinfarkte ist aber bisher noch nicht berichtet worden. Das steht in Übereinstimmung mit den angiokardiographischen Befunden, bei denen in der Regel ungewöhnlich weitlumige Coronararterien gefunden werden. Als Todesursachen dürften deshalb in erster Linie Arrhythmien in Betracht kommen. Daneben muß diskutiert werden, ob die Ausflußbahnobstruktion besonders bei Bradykardien so hochgradig werden kann, daß eine nahezu komplette systolische Okklusion der Ausflußbahn eintreten kann. Ein solcher Mechanismus, der sich während einer Herzkatheteruntersuchung entwickelte und der nur durch eine sofort eingeleitete elektrische Stimulation mit Erhöhung der Herzfrequenz behoben werden konnte, wurde von HASSENSTEIN u. WOLTER (1966) beschrieben.

Von den 10 verstorbenen Patienten aus der Serie von FRANK u. BRAUN-WALD (1968), deren Tod eine direkte Folge der Grundkrankheit gewesen ist, hatten 5 Patienten an der familiären und 5 Patienten an der sporadischen Form gelitten. 5 Verstorbene waren Männer und 5 waren Frauen. Das Alter zum Zeitpunkt des Todes lag zwischen 8 und 53 Jahren, im Durchschnitt 29,6 Jahre. Es bestand kein Altersunterschied zwischen den plötzlichen Todesfällen und den Patienten, die an einer kontinuierlichen Verschlechterung verstarben oder zwischen den weiblichen und männlichen Patienten. Jedoch verstarben die Patienten mit der familiären Form (18,8 Jahre) signifikant früher als die Patienten mit der sporadischen Form (40,4 Jahre). Nur 3 der 10 Patienten hatten eine schwere Ausflußbahnobstruktion mit einem Ruhegradienten über 70 mm Hg. 2 weitere Patienten entwickelten allerdings große Gradienten nach Provokationstests. Nur einer der 10 verstorbenen Patienten war vollständig beschwerdefrei (11jähr. Junge). 3 Patienten waren im Schweregrad II, 2 Patienten im Schweregrad III und 4 Patienten im Schweregrad IV. 6 der 10 Todesfälle litten an Angina pectoris, 3 hatten synkopale Episoden durchgemacht und klagten über Herzklopfen, bei 9 Patienten bestand eine Belastungsdyspnoe und 5 Patienten entwickelten eine Herzinsuffizienz.

XXIV. Zusammenfassung

Nach unseren heutigen Kenntnissen handelt es sich bei der h. o. K. um eine seltene Herzerkrankung. Wir konnten sie in einem Material von 2500 Herzkatheteruntersuchungen 47mal diagnostizieren, was einer Häufigkeit von ca. 2% in unserem, allerdings nicht unausgewählten, nur erwachsene Patienten umfassenden Krankengut entspricht. BROCKENBROUGH et al. fanden unter 90 Patienten mit Stenose im Aortenbereich 14 IHSS-Fälle. Unter 300 Fällen mit kongenitaler Aortenstenose fanden PECKHAM et al. (1964) 14mal eine IHSS und STAMPBACH et al. (1961) konnten bei 500 Katheterfällen 7mal eine IHSS diagnostizieren. Wir haben nicht den Eindruck, daß die Krankheit in den letzten Jahren zugenommen hat, da der Anteil von ca. 2% an unseren Katheterfällen seit 1964 konstant ist.

Pathologisch-anatomisch handelt es sich um eine ungewöhnliche Hypertrophie der Ventrikelmuskulatur und besonders des Ventrikelseptums. Diese Hypertrophie ist in den einzelnen Fällen sehr unterschiedlich ausgeprägt und lokalisiert. Dies erklärt die große Variabilität des Krankheitsbildes. Mikroskopisch ist die Hypertrophie der Muskelfasern stärker ausgeprägt, als dies bei einer gewöhnlichen Herzhypertrophie der Fall ist, auch die Anordnung der Muskelfasern und -fibrillen unterscheidet sich von den normalen Hypertrophieformen. Diese Veränderungen werden im gesamten Herzen, allerdings in unterschiedlicher Ausprägung angetroffen. Sie finden sich nicht nur in den von der Hypertrophie besonders stark betroffenen Regionen, z. B. in der Ausflußbahn der Ventrikel. Daraus ist ersichtlich, daß es sich um eine Erkrankung des gesamten Herzmuskels handelt, was auch in dem veränderten Funktionszustand des ganzen Herzens zum Ausdruck kommt. Die Genese der Erkrankung ist bisher ungeklärt. Es gibt gesicherte Fälle, bei denen sie ohne jeden Zweifel angeboren ist, während es auf der anderen Seite ebenso sichere Fälle gibt, bei denen die Symptome der Erkrankung erst im späteren Leben aufgetreten sind. Man kann daraus allerdings nicht schließen, daß es sich in diesen Fällen um eine erworbene Form der h. o. K. handelt, da sich lediglich die Symptome erst während des Lebens entwickelt haben, dagegen können die strukturellen Veränderungen des Herzmuskels bereits seit der Geburt vorhanden gewesen sein. Obwohl inzwischen jahrzehntelange Verläufe bekannt sind, kann kein Zweifel darüber bestehen, daß die Krankheit progredient ist, so daß die Lebenserwartung der Patienten mit h. o. K. eingeschränkt ist.

Hinsichtlich der Genetik sind 2 Formen zu unterscheiden, und zwar die familiäre Form von den sporadischen Fällen, wobei die letzteren häufiger sind. Bei den familiären Formen ist die Geschlechtsverteilung etwa ausgewogen, bei den sporadischen Fällen überwiegt das männliche Geschlecht im Verhältnis 3 : 1. Der Erbgang ist bei den familiären Formen noch nicht bekannt. Hinsichtlich der hämodynamischen Rückwirkungen der h. o. K. bestehen zwischen beiden Formen keine Unterschiede. Es ist bisher nicht sicher zu entscheiden, ob bei den familiären Formen unabhängig vom Schweregrad akute unerwartete Herztodesfälle signifikant häufiger auftreten.

Das klinische Beschwerdebild besteht in Dyspnoe, Herzklopfen, leichter Ermüdbarkeit, Schwindel, Synkopen und Angina pectoris. Die subjektiven Symptome korrelieren nicht mit dem Ausmaß der hämodynamischen Veränderungen. Palpatorisch findet man häufig einen gedoppelten Spitzenstoß, aber nur in seltenen Fällen ist Schwirren tastbar. Auskultatorisch ist ein unterschiedlich lautes systolisches Intervallgeräusch im Bereich der Herzspitze und entlang dem linken Sternalrand zu hören. Das Geräusch ist mittel- bis spätsystolisch angeordnet und zeigt zumeist Spindelform. Eine Fortleitung in die Carotiden oder die Jugulargrube fehlt. Relativ häufig findet sich ein 4. Herzton, oftmals auch ein 3. Herzton. Ein frühsystolischer Klick ist selten, kommt aber vor. Der Blutdruck ist normal oder zeigt eine vergrößerte Amplitude. Die Carotispulskurve zeigt in der Regel eine Verkürzung der Steilanstiegsdauer. Die Austreibungszeit ist dagegen in Abhängigkeit von der Größe des ventriculo-arteriellen Druckgradienten häufig verlängert. Oftmals weist die Pulskurve eine „typische" doppelgipflige Kontur auf. Die Inzisur ist immer gut ausgeprägt. Der ungewöhnlich schnelle Anstieg der Pulskurve ist häufig schon bei der Palpation feststellbar. Die Venenpulskurve zeigt in der Regel eine betonte a-Welle. In der Spitzenstoßkurve (Apexkardiogramm) erkennt man in den meisten Fällen eine ungewöhnliche Ausprägung der a-Welle, gelegentlich kommt es zu einem systolischen Abfall und Wiederanstieg der Kurve, so daß ein doppelgipfliger Verlauf während der Systole resultiert.

Im konventionellen Rö.-Bild ist meist eine durch die massive Ventrikelhypertrophie bedingte Linksbetonung der Herzsilhouette zu erkennen. Die Herzkonfiguration ist nicht einheitlich. Man findet harmonisch geformte, mitral- und aortalkonfigurierte Herzen. Häufig findet sich im sagittalen Strahlengang eine auffällige Vorwölbung am Übergang der linken Herzkammer in den linken Vorhofbogen. Der linke Vorhof ist oftmals vergrößert. Die Aorta ist unauffällig und nicht dilatiert.

Das EKG ist nahezu immer abnormal. Die Veränderungen sind jedoch von Fall zu Fall außerordentlich unterschiedlich. In der Regel finden sich Linkshypertrophiezeichen, evtl. Zeichen der Linksverspätung. Häufig werden pathologische Q-Zacken angetroffen. In vielen Fällen ist die Erregungsrückbildung gestört. Gelegentlich zeigen sich in einer oder mehreren Ableitungen δ-Wellen, ohne daß ein echtes WPW-Syndrom vorliegt. Vorhofflimmern ist selten und prognostisch ungünstig. Ein in allen Ableitungen, einschließlich der Nehbschen Ableitungen, normales EKG schließt eine h. o. K. fast immer aus.

Bei der Herzkatheteruntersuchung finden sich in der Regel in beiden Vorhöfen auffällig ausgeprägte a-Wellen. Häufig ist auch der Mitteldruck erhöht, besonders linksseitig. Zwischen rechtem Ventrikel und A. pulmonalis können in manchen Fällen Druckgradienten nachgewiesen werden (infundibuläre Pulmonalstenose). In den meisten Fällen sind mehr oder weniger große Druckgradienten zwischen der freien Höhle des linken Ventrikels und der Ausflußbahn bzw. der Aorta vorhanden (idiopathische hypertrophische Subaortenstenose im engeren Sinne). Diese Druckgradienten sind durch zahlreiche Maßnahmen zu vergrößern bzw. erst zu erzeugen (Digitalis, Isoproterenol, Nitroglycerin, Amylnitrit, Valsalvamanöver, körperliche Belastung) oder auch zu verkleinern (Vermehrung des venösen Rückstromes, Stimulation der α-Receptoren oder Blockade der β-Receptoren). Nach einer Extrasystole bewirkt die Herzaktion nach der kompensatorischen Pause in der Regel eine Abnahme der Blutdruckamplitude und oftmals eine Vergrößerung des ventriculo-arteriellen Druckgradienten durch Zunahme des Ventrikeldruckes und Abnahme des Systemdruckes (Brockenbrough-Phänomen). Daneben findet man häufig intraventrikuläre Druckdifferenzen, die durch Abschnürungen des druckaufnehmenden Katheters in der hypertrophischen

Ventrikelmuskulatur (sog. „catheter entrapment") oder durch so vollständige Entleerung der Ventrikelhöhlen zustande kommen, daß eine systolische Abschnürung des Katheters resultiert (Ventrikelobliteration). Der enddiastolische Druck ist in beiden Ventrikeln in der Regel erhöht, besonders linksseitig. Das Herzzeitvolumen bzw. der Herzindex sind gewöhnlich normal, häufig hochnormal, bei Erniedrigungen liegt in der Regel ein schweres Krankheitsbild vor.

Angiokardiographisch erkennt man die starke Verdickung der freien Wand des linken und/oder rechten Ventrikels. Die Konturen der Herzhöhlen zeigen eine auffallend unregelmäßig bizarre Begrenzung durch die starke Hypertrophie der Trabekel- und der Papillarmuskeln. In der Regel ist das Ventrikelseptum außergewöhnlich massiv hypertrophisch und wölbt sich systolisch in die Ventrikelhöhlen vor. Diese sind in der Mehrzahl der Fälle sowohl endsystolisch als auch enddiastolisch kleiner als normal. Erweiterungen der Ventrikelhöhlen sind bei der h. o. K. selten. In manchen Fällen findet sich eine Regurgitation in den linken Vorhof, bedingt durch eine funktionelle Schlußunfähigkeit der Mitralklappe infolge einer starken Behinderung der Schwingungsfähigkeit, besonders des vorderen Mitralsegels durch die schwere Myokardhypertrophie unter Einbeziehung der Papillarmuskulatur (Dysfunktion).

Die hämodynamischen Veränderungen bei h. o. K. sind nicht nur von Fall zu Fall, sondern auch bei dem gleichen Patienten während Wiederholungsuntersuchungen, ja sogar während einer einzigen Untersuchung, gelegentlich sogar von Herzaktion zu Herzaktion unterschiedlich. Dies gilt besonders, wenn ein solcher vorhanden ist, für die Größe des ventriculoarteriellen Druckgradienten, der entsprechend seinem funktionellen Charakter große Schwankungen aufweisen kann. Die zahlreichen Beobachtungen und experimentellen Befunde der letzten Jahre erlauben den Schluß, daß das Ausmaß der Ausflußbahnobstruktion vor allem von der Aktivität der adrenergen Transmitter abhängt. Durch Stimulation nimmt die Obstruktion zu, durch Hemmung bzw. Blockade nimmt sie ab. Diese hämodynamischen Verhältnisse sind inzwischen definitiv geklärt. Unklar ist aber nach wie vor, wie es zur Entwicklung der h. o. K. kommt. Da unsere Kenntnisse über die Faktoren, welche ursächlich eine Myokardhypertrophie hervorrufen können, unzureichend sind, sind auch über die Genese der h. o. K., bei der die Hypertrophie des Myokards in Verbindung mit strukturellen Veränderungen der Herzmuskelfasern wahrscheinlich die entscheidende Funktionsstörung darstellt, nur Vermutungen möglich.

Die Therapie beschränkte sich anfänglich auf die Vermeidung provozierender Maßnahmen und auf rein chirurgische Verfahren zur Erweiterung der Ausflußbahn oder der eingeengten Ventrikelhöhlen. Hierfür wurden verschiedene Operationsmethoden angegeben, die auf 2 unterschiedliche chirurgische Maßnahmen zurückzuführen sind. Einmal wird durch einen oder mehrere Einschnitte in der Ausflußbahn des linken Ventrikels der einschnürende Muskelwulst durchtrennt, zum anderen wird durch ausgedehnte Resektion von Muskulatur in der Ausflußbahn des linken Ventrikels und in der freien Ventrikelhöhle selbst eine Erweiterung des eingeengten Cavums und der Ausflußbahn erreicht. Eine besondere Variante stellt die sog. Septektomie dar, bei der eine Teilresektion des rechtsseitigen Ventrikelseptums vorgenommen wird, wodurch ebenfalls eine Erweiterung der linksseitigen Ventrikelhöhle erreicht wird, da die normale Beweglichkeit des Ventrikelseptums wieder hergestellt wird. Da die eigentliche Ursache der h. o. K. die Myokardhypertrophie mit der daraus resultierenden Funktionsstörung darstellt, kommt allen chirurgischen Interventionen lediglich eine palliative, aber keine kausale Bedeutung zu. In den letzten Jahren ist es gelungen, bei einem Teil der Patienten mit h. o. K. eine gute Besserung durch die medikamentöse Blockade der β-Receptoren zu erreichen. Die Zukunft muß erweisen, ob es damit auch gelingt, die autonom fortschreitende Hypertrophie des Myocards zu durchbrechen.

Aufgrund der vorliegenden Befunde, besonders durch den Nachweis, daß die strukturellen Veränderungen, allerdings in unterschiedlicher Ausprägung im gesamten Myokard vorhanden sind (COHEN et al., 1964), kann nicht daran gezweifelt werden, daß die h. o. K. trotz der variablen hämodynamischen Veränderungen eine nosologische Einheit darstellt. Wir glauben deshalb nicht, daß es berechtigt ist, Fälle mit Ausflußbahnobstruktion, also die idiopathische hypertrophische Subaortenstenose (IHSS, BRAUNWALD et al., 1964) im engeren Sinne von Fällen ohne Ausflußbahnobstruktion — idiopathische Myokardhypertrophie (BRAUNWALD et al., 1963) — abzugrenzen, da beiden Formen wahrscheinlich ein bisher unbekannter, aber ätiologisch gleichartiger Entstehungsmechanismus zugrunde liegt. Bereits GODDWIN et al. (1960) haben diese Auffassung vertreten und für das gesamte Krankheitsbild die einheitliche Bezeichnung obstruktive Kardiomyopathie vorgeschlagen. Da nach unseren heutigen Kenntnissen aber gelegentlich keinerlei Obstruktionen — weder intraventrikulär noch im Bereich der Ausflußbahn — nachweisbar sind, haben wir wegen der völlig irregulären Anordnung der Myokardhypertrophie, worauf auch schon COHEN et al. (1964) hingewiesen haben, die Bezeichnung irregulär hypertrophische Kardiomyopathie vorgeschlagen, mit der die Erkrankung unseres Erachtens am umfassendsten beschrieben wird. Diese Bezeichnung hat sich aber im Schrifttum bisher nicht durchsetzen können.

Literatur

BENCHIMOL, A., DIMOND, E. G., SHEN, Y.: Ejection time in aortic stenosis and mitral stenosis. Amer. J. Cardiol. **6**, 728 (1960).
— DIMOND, E. G.: The apexcardiogram in ischemic hearts. Brit. Heart J. **24**, 581 (1962).
— LEGLER, J. F., DIMOND, G. F.: The carotid tracing and apexcardiogram in subaortic stenosis and idiopathic myocardial hypertrophy. Amer. J. Cardiol. **11**, 427 (1963).
BENDER, F., PORTHEINE, H., REPLOH, H. D.: Formvarianten des Carotispulses bei hypertrophischer Subaortenstenose. Z. Kreisl.-Forsch. **53**, 811 (1964).
BENTALL, H. H.: The technique of operation for obstructive cardiomyopathy. Ciba Foundation Symposium. London: J. and A. Churchill Ltd. 1964.
— The place of surgery in hypertrophic obstructive cardiomyopathy. (Idiopathic hypertrophic subaortic stenosis). J. thorac. cardiovasc. Surg. **51**, 49 (1966).
— CLELAND, W. P., OAKLEY, C. M., SHAH, P. M., STEINER, R. E.: Sugical treatment and postoperative hemodynamic studies in hypertrophic obstructive cardiomyopathy. Brit. Heart J. **27**, 585 (1965).
BERCU, B., DIETTERT, G. A., DANFORTH, W. A., PUND, E. E., AHLVIN, R. C., BELLIVEAU, R. R.: Pseudoaortic stenosis produced by ventricular hypertrophy. Amer. J. Med. **25**, 814 (1958).
BERNHEIM, P. I.: De l'astolie veineuse dans l'hypertrophie du coeur gauche, par stenose concomitante du ventricle droit. Rev. Méd. **30**, 785 (1910).
BEUREN, A. J., KONCZ, J., KOCHSIEK, K.: Funktionelle Subaortenstenose als Folge einer „Kardiomyopathie" unbekannter Ursache. Z. Kreisl.-Forsch. **50**, 1162 (1961).
BEVEGARD, S., JONSON, B., KARLÖF, I.: Low subvalvular aortic stenosis and pulmonic stenosis caused by asymmetrical hypertrophy and derangement of the muscle bundles of the ventricular wall. Acta med. scand. **172**, 269 (1962).
BJÖRK, V. O., HULTQUIST, G., LODIN, H.: Subaortic stenosis produced by an abnormally placed anterior mitral leaflet. J. thorac. cardiovasc. Surg. **41**, 659 (1961).
BLOOMFIELD, D. K., LIEBMAN, J.: Idiopathic cardiomyopathy in children. Circulation **27**, 1071 (1963).
BLUNDELL, P., BEDARD, P., BARON, R., WIGLE, E. D.: Nature of intraventricular pressure differences induced by pharmacological agents in dogs. Amer. Heart J. **74**, 652 (1967).
BOITEAU, G. M., ALLENSTEIN, B. J.: Hypertrophic, subaortic stenosis: Clinical and hemodynamic studies with special reference to pulse contour measurement. Amer. J. Cardiol. **8**, 614 (1961).
— BOURASSA, M. G., ALLENSTEIN, B. J.: Upstroke time ratio: A new concept in differentiating valvular and subvalvular aortic stenosis. Amer. J. Cardiol. **11**, 319 (1963).
BRACHFELD, N., GORLIN, R.: Subaortic stenosis. A revised concept of the disease. Medicine (Baltimore) **38**, 415 (1959).

BRACHFELD, N., GORLIN, R.: Functional subaortic stenosis. Ann. intern. Med. **54**, 1 (1961).

BRAUDO, M., WIGLE, E. D., KEITH, J. D.: A distinctive electrocardiogram in muscular subaortic stenosis due to ventricular septal hypertrophy. Amer. J. Cardiol. **14**, 599 (1964).

BRAUNWALD, E., MORROW, A. G., CORNELL, W. F., AYGEN, M. M., HILBISH, T. F.: Idiopathic hypertrophic subaortic stenosis: Clinical, hemodynamic and angiographic manifestations. Amer. J. Med. **29**, 924 (1960).

— EBERT, P. A.: Hemodynamic alterations in idiopathic hypertrophic subaortic stenosis induced by sympathomimetic drugs. Amer. J. Cardiol. **10**, 489 (1962).

— CHIDSEY, C. A., HARRISON, D. C., GAFFNEY, T. E., KAHLER, R. L.: Studies on the function of the adrenergic nerve endings in the heart. Circulation **28**, 958 (1963).

— LAMBREW, C. T., ROCKOFF, S. D., ROSS, J., Jr., MORROW, A. G.: Idiopathic hypertrophic subaortic stenosis. A description of the disease based upon an analysis of 64 patients. Circulation, Suppl. IV, 30 (1964).

— OLDHAM, H. N., Jr., ROSS, J., Jr., LINHART, J. W., MASON, D. T., FORT, L., III: The circulatory response of patients with idiopathic hypertrophic subaortic stenosis to nitroglycerin and to the Valsalva maneuver. Circulation **29**, 422 (1964).

BRENT, L. B., ABURANO, A., FISHER, D. L., MORAN, Th. L., MEYERS, J. D., TAYLOR, J. W.: Familial muscular subaortic stenosis. Circulation **21**, 167 (1960).

BRETSCHNEIDER, H. J.: Aktuelle Probleme der Coronardurchblutung und des Myokardstoffwechsels. Regensburg. Jb. ärztl. Fortbild. **1**, 1—27 (1967).

BRIGDEN, W.: Uncommon myocardial disease. Lancet **1957 II**, 1179.

BROCK, R.: Functional obstruction of the left ventricle. Guy's Hosp. Rep. **108**, 221 (1957).

BROCKENBROUGH, E. C., BRAUNWALD, E., MORROW, A. G.: A hemodynamic technic for the detection of hypertrophic subaortic stenosis. Circulation **23**, 189 (1961).

BROWN, A. K., DOUKAS, N., RIDING, W. D., WYN JONES, R.: Cardiomyopathy in Pregnancy. Brit. Heart J. **29**, 387 (1967).

BRYANT, J. M.: Advances in Electrocardiography. Ed.: C. E. KOSSMAN, New York: Grune & Stratton 1953, p. 152.

BURCH, G. E., DE PASCUALE, N.: A study at autopsy of the relation of absence of the Q-wave in I, aVL, V_5 and V_6 to septal fibrosis. Amer. Heart J. **60**, 336 (1960).

BURCHELL, H. H.: Possibly unrecognized forms of heart disease. Circulation **28**, 1153 (1963).

BURFORD, Th. H., HARTMANN, A. F., FERGUSON, Th. E., FERRIER, R. W.: The production of muscular subaortic stenosis in dogs. J. thorac. cardiovasc. Surg. **54**, 639 (1967).

CABRERA, E., GAXIOLA, A.: Diagnostic contribution of the vectorcardiogram in hemodynamic overloading of the heart. Amer. Heart J. **60**, 296 (1960).

CALVIN, J. L., PERLOFF, J. K., CONRAD, P. W., HUFNAGEL, CH. A.: Idiopathic hypertrophic subaortic stenosis. Amer. Heart J. **63**, 477 (1962).

CHERIAN, G., BROCKINGTON, I. F., SHAH, P. M., OAKLEY, C. M., GOODWIN, J. F.: Beta-adrenergic blockade in hypertrophic obstructive Cardiomyopathy. Brit. med. J., **1966 I**, 895.

CLELAND, W. P.: The surgical management of obstructive cardiomyopathy. J. cardiovasc. Surg. (Torino) **4**, 489 (1963).

— The results of surgical treatment. Ciba Foundation Symposium: Cardiomyopathies. London: J. and A. Churchill Ltd. 1964.

COBLENTZ, B., GERBAUX, A., ANJUERE, J., BOURDARIAS, J. P., LENÈGRE, J.: Phono-cardiographie et pouls carotidien dans la cardiomyopathie obstructive du ventricle gauche. Arch. Mal. Coeur **58**, 766 (1965).

COHEN, J., EFFAT, H., GOODWIN, J. F., OAKLEY, C. M., STEINER, R. E.: Hyper-trophic obstructive cardiomyopathy. Brit. Heart J. **26**, 16 (1964).

COOLEY, D. A., BLOODWELL, R. D., HALLMAN, G. L., LA SORTE, A. F., LEACHMAN, R. D., CHAPMAN, D. W.: Surgical treatment of muscular subaortic stenosis: Results from septectomy in twenty-six patients. Circulation **35**, Suppl. I, 124 (1967).

COYNE, J. J.: New concepts of intramural myocardial conduction in hypertrophic obstructive cardiomyopathy. Brit. Heart J. **30**, 546 (1968).

CRILEY, J. M., LEWIS, K. B., WHITE, R. I.: Pressure gradients without obstruction. A new concept of "hypertrophic subaortic stenosis". Circulation **32**, 881 (1965).

CROSS, C. E., SALISBURY, P. F.: Functional subaortic stenosis produced in animals. Amer. J. Cardiol. **12**, 394 (1963).

DAOUD, G., GALLAHER, M. E., KAPLAN, S.: Muscular subaortic stenosis. Amer. J. Cardiol. **18**, 482 (1961).

DAVIES, D. H.: A familial heart disease. Brit. Heart J. **14**, 206 (1952).

DE BONO, A. H., PROCTOR, E., BROCK, R.: Dynamic obstruction of the left ventricle: its production and abolition by drugs in normal animals. Guy's Hosp. Rep. **114** (1965).

DIEDERICH, K. W., GERSTER, D., KOCHSIEK, K.: Der Einfluß der Hämodynamik auf das Apexkardiogramm des linken Ventrikels. Z. Kreisl.-Forsch. **56**, 63 (1967).

DIEUDONNE, J. M.: Artificial nature and site of the systolic pressure drop during inotropic stimulation of the normal ventricle. Canad. J. Physiol. Pharmacol. **44**, 829 (1966).

DOBELL, A. R. C., SCOTT, H. J.: Hypertrophic subaortic stenosis: Evolution of a surgical technique. J. thorac. cardiovasc. Surg. **47**, 26 (1964).

DOTTER, CH. T., BRISTOW, D. J., MENASHE, V. D., STARR, A., GRISWOLD, H. E.: Stenosis of left ventricular outflow tract. Circulation **23**, 823 (1961).

DURRER, D.: Electrical aspects of human cardiac activity: a clinical physiological approach to excitation and stimulation. Cardiovasc. Res. **2**, 1 (1968).

EDWARDS, J. E.: Pathology of left ventricular outflow tract obstruction. Circu-lation **31**, 586 (1965).

EMMRICH, J.: Habilitationsschrift. Göttingen 1966.

EPSTEIN, E. J., COULSHED, N., BROWN, A. K., DOUKAS, N. G.: The A-wave of the apexcardiogram in aortic valve disease and cardiomyopathy. Brit. Heart J. **30**, 591 (1968).

ESTES, E., WHALEN, E., McINTOSH, D. D.: The electrocardiographic and vector-cardiographic findings in idiopathic hypertrophic subaortic stenosis. Amer. Heart J. **65**, 115 (1963).

FERRANE, J., BOURDARIAS, J. P., LOCKHART, A., OURBAK, P., SCEBAT, J., LENÈGRE, J.: La cineangiocardiografie dans les cardiomyopathies obstructives. Arch. Mal. Coeur **57**, 739 (1964).

FISHLEDER, B. L., BERMUDEZ, F., FRIEDLAND, CH.: Estenosis subaortica dinamica: Su diagnostico clinico y por metodos graficos externos. Arch. Inst. Cardiol. Méx. **32**, 430 (1962).

FOWLER, N. O., GUERON, M.: Primary myocardial disease. Circulation **32**, 830 (1965).

FRANK, ST., BRAUNWALD, E.: Idiopathic hypertrophic subaortic stenosis. Clinical analysis of 126 patients with emphasis on the natural history. Circulation **37**, 759 (1968).

FRYE, R. L., OWINGS, W. K., SWAN, H. J. C., KIRKLIN, J. W.: Results of Surgical treatment of patients with diffuse subvalvular, aortic stenosis. Circulation **32**, 52 (1965).

GAUER, O. H.: Evidence in circulatory shock of an isometric phase of ventricular contraction following ejection. Fed. Proc. **9**, 47 (1950).

GOODWIN, J. F., HOLLMAN, A., CLELAND, W. P., TEARE, D.: Obstructive cardiomyopathy simulating aortic stenosis. Brit. Heart J. **22**, 403 (1960).

— GORDON, H., HOLLMAN, A., BISHOP, M. B.: Clinical aspects of cardiomyopathy. Brit. med. J, 1961 I, 69.

GORLIN, R., GORLIN, S. G.: Hydraulic formula for calculation of the area of the stenotic mitral valve, other cardiac valves, and central circulatory shunts. Amer. Heart J. **41**, 1 (1951).

GRANT, C., RAPHAEL, M. J., STEINER, R. E., GOODWIN, J. F.: Left ventricular volume and hypertrophy in outflow tract obstruction. Cardiovasc. Res. **4**, 346 (1968).

GREGG, D. E., ECKSTEIN, R. W., FINEBERG, M. H.: Pressure pulses and blood pressure values in unaesthetized dogs. Amer. J. Physiol. **118**, 399 (1937).

GRIFFITH, G. C., ZINN, W. J., VURAL, I. L.: Familial cardiomyopathy. Amer. J. Cardiol. **16**, 267 (1965).

GROSSE-BROCKHOFF, F., LOOGEN, F.: „Infundibuläre Pulmonalstenose" bei chron. Myokardiopathie des linken Ventrikels. Dtsch. med. Wschr. **87**, 525 (1962).

HAMILTON, W. F., BRACKETT, F. S.: Dynamic consideration on the relation between the aortic and ventricular pressure curves. Amer. J. Physiol. **112**, 130 (1935).

— REMINGTON, J. W.: The measurement of stroke volume from the pulse pressure. Amer. J. Physiol. **148**, 14 (1947).

HANCOCK, E. W., FOKES, W. C.: Effects of amyl nitrite in aortic valvular and muscular aortic stenosis. Circulation **33**, 383 (1966).

— ELDRIDGE, F.: Muscular subaortic stenosis. Reversibility with varying cardiac cycle length. Amer. J. Cardiol. **18**, 515 (1966).

HANSEN, P. F., DAVIDSON, H. G., FABRICIUS, J.: Subvalvular subaortic stenosis of muscular type. Acta med. scand. **171**, 743 (1962).

HARING, O. M.: Cardiac malformations in rats induced by exposure of the mother to carbon dioxide during pregnancy. Circulation Res. **8**, 1218 (1960).

HARKEN, D. E.: (In Diskussion.) J. thorac. cardiovasc. Surg. **47**, 33 (1964).

HARMJANZ, D., KOCHSIEK, K., HEIMBURG, P., EMMRICH, J.: Die Mitralinsuffizienz mit normaler Druckhöhe und normalem Druckablauf im linken Vorhof bei großem Regurgitationsvolumen. Z. Kreisl.-Forsch. **3**, 217 (1966).

— HEIMBURG, P., KOCHSIEK, K., EMMRICH, J.: Vergleichende Untersuchungen zwischen Elektrokardiogramm und Angiokardiogramm bei irregulär hypertrophischer Kardiomyopathie. Z. Kreisl.-Forsch. **56**, 580 (1967).

— KOCHSIEK, K., HEIMBURG, P., EMMRICH, J.: Auswirkungen der irregulär hypertrophischen Kardiomyopathie auf die Funktion und Form des rechten und linken Ventrikels. Z. Kreisl.-Forsch. **56**, 567 (1967).

HARRISON, D. C., GLICK, G., GOLDBLATT, A., BRAUNWALD, E.: Studies on cardiac dimensions in intact unaesthetized man IV. Effects of isoproterenol and methoxamine. Circulation **29**, 186 (1964).

— BRAUNWALD, E., GLICK, G., MASON, D. T., CHIDSEY, C. A., ROSS, J., Jr.: Effects of beta adrenergic blockade on the circulation with particular reference to patients with hypertrophic subaortic stenosis. Circulation **29**, 84 (1964).

HARTMAN, H.: The diagnosis of subaortic stenosis. Abstr. III. Congr. of Cardiol. 1958, p. 267.

HASSENSTEIN, P., WOLTER, H. H.: Therapeutische Beherrschung einer bedrohlichen Situation bei der idiopathischen hypertrophischen Subaortenstenose. Verh. dtsch. Ges. Kreisl.-Forsch. **33**, 242 (1967).

HEINRICH, F.: Zur Beurteilung der Q-Zacke im Elektrokardiogramm. Dtsch. med. Wschr. **91**, 859 (1966).

— Die hypertrophischen Subaortenstenosen. Med. Welt **18**, 1528, 1567 (1967).

HERNANDEZ, R. R., GREENFIELD, J. C., Jr., MC CALL, B. J.: Pressureflow studies in hypertrophic subaortic stenosis. J. clin. Invest. **43**, 401 (1964).

HILMER, W.: Zur Beurteilung der Q-Zacke im Elektrokardiogramm. Dtsch. med. Wschr. **91**, 15 (1966).

HOFFMANN, B. F., BINDLER, E., SUCKLING, E. C.: Postextrasystolic potentiation of contraction in cardiac muscle. Amer. J. Physiol. **185**, 95 (1956).

HOLLMAN, A., GOODWIN, J. F., TEARE, D., RENWICK, J. W.: A family with obstructive cardiomyopathy. Brit. Heart J. **22**, 449 (1960).

HOLZMANN, M.: Klinische Elektrokardiographie. Stuttgart: Georg Thieme Verlag 1965, 206.

HORLICK, L., PETKOVITCH, N., BOLTON, C. F.: Idiopathic hypertrophic subaortic stenosis: Study of a family involving 4 generations: Clinical, hemodynamic and pathological observations. Amer. J. Cardiol. **17**, 411 (1966).

JOLY, F.: Le diagnostique des sténoses idipathiques de la chambre de chasse du ventricle gauche. Coeur Med. Intern. **1**, 447 (1962).

JOHNSON, J.: (In Diskussion.) J. Thorac. Surg. **47**, 33 (1964).

JULIAN, O. C., DYE, W. S., DAVID, H., HUNTER, J. A., MUENSTER, J. J., Jr., NAJAFI, H.: Apical left ventriculotomy in subaortic stenosis due to a fibromuscular hypertrophy. Circulation **32**, Suppl. I, 44 (1965).

KARATZAS, N. B., HAMILL, J., SLEIGHT, P.: Hypertrophic cardiomyopathy. Brit. Heart J. **30**, 826 (1968).

KARIV, I., SZEINBERG, A., FABIAN, I., SCHERF, L., KREISLER, B., ZELTER, M.: A family with cardiomyopathy. Amer. J. Med. **40**, 140 (1966).

KECK, E. W., LO, S. T.: Der Aludrin-Test: Nachahmung körperlicher Belastung bei der Untersuchung von Kindern mit angeborenen Herzfehlern. Verh. dtsch. Ges. Kreisl.-Forsch. **31**, 148 (1965).

KING, S. M., VOGEL, J. H. K., BLOUNT, S. G.: Idiopathic muscular subvalvular aortic stenosis with associated congenital cardiovascular lesions. Amer. J. Cardiol. **15**, 837 (1965).

KIRKLIN, J. W., ELLIS, F. H.: Surgical relief of diffuse subvalvular aortic stenosis. Circulation **25**, 739 (1961).

KITTLE, C. F., REED, W. A., CROCKETT, J. E.: Infundibulectomy for subaortic hypertrophic stenosis. Circulation **29**, Suppl., 119 (1964).

KLEIN, M. D., LANE, F. J., GORLIN, R.: Effects of left ventricular size and shape upon the hemodynamics of subaortic stenosis. Amer. J. Cardiol. **15**, 773 (1965).

KOCHSIEK, K., HARMJANZ, D., HEIMBURG, P.: Das Verhalten des Lungenkreislaufs bei Aortenfehlern. Verh. dtsch. Ges. inn. Med. **72**, Kongreß 1966.

— — — Untersuchungen über die Beeinflussung der maximalen Kontraktionsgeschwindigkeit (dp/dt) des rechten Ventrikels. Verh. dtsch. Ges. inn. Med. **73**, Kongreß 1967.

— Die Wirkung der β-Receptoren-Blockade auf die Hämodynamik. Klin. Wschr. **46**, 1019 (1968).

— TAUCHERT, M., STRAUER, B. E., HEISS, H. W.: Coronarreserve und O_2-Verbrauch bei hypertrophischer obstruktiver Kardiomyopathie. Verh. dtsch. Ges. inn. Med. 1971.

Krasnow, N., Rolett, E., Hood, W. B., Jr., Yurchak, P. M., Gorlin, R.: Reversible obstruction of ventricular outflow tract. Amer. J. Cardiol. 11, 1 (1963).
— Hypertrophic obstructive cardiomyopathy. Amer. Heart J. 69, 820 (1965).
Kreuzer, H., Birks, W., Bostroem, B., Gleichmann, U., Loogen, F.: Messungen der Aortendurchblutung bei idiopathischen hypertrophischen subaortalen Stenosen vor und nach operativer Korrektur. Verh. dtsch. Ges. Kreisl.-Forsch. 33, 247 (1967).
Lanigan, R.: Case report: Hypertrophic subaortic stenosis with myocardial fibre degeneration. Brit. Heart J. 27, 772 (1965).
Larbig, D., Kochsiek, K.: Mechanokardiographische Veränderungen bei Patienten mit obstruktiver Kardiomyopathie. Z. Kreisl.-Forsch. 59, 40 (1970).
— — Elektrokardiographische Veränderungen bei Patienten mit obstruktiver Kardiomyopathie. Z. Kreisl.-Forsch. 59, 25 (1970).
Lauer, R. M., Du Shane, J. W., Edwards, J. E.: Obstruction to left ventricular outlet in association with ventricular septal defect. Circulation 22, 110 (1960).
Lendrum, B., Feinberg, H., Boyd, E., Katz, L. N.: Rhythm effects on contractility of the beating isovolumic left ventricle. Amer. J. Physiol. 199, 1115 (1960).
Levine, N. D., Rockhoff, S. D., Braunwald, E.: An angiocardiographic analysis of the thickness of the left ventricular wall and cavity in aortic stenosis and other valvular lesions: Hemodynamic-angiocardiographic correlations in patients with obstruction to left ventricular outflow. Circulation 28, 339 (1963).
Levy, M. J., de Wall, R., Lillehei, C. W.: Left ventricular-right atrial canal and subaortic stenosis. Amer. Heart J. 64, 392 (1962).
Lewis, R. P., Bristow, J. D., Farrehi, C., Kloster, F. E., Criswold, H. E.: Idiopathic left ventricular hypertrophy. A hemodynamic reappraisal. Circulation 30, Suppl. III, 113 (1964).
Lillehei, C. W., Levy, M. J.: Transatrial exposure for correction of subaortic stenosis. J. Amer. med. Ass. 186, 8 (1963).
— Bonnabeau, R. C., Jr., Sellers, R. D.: Subaortic stenosis: Diagnostic criteria surgical approach and late follow-up in 25 patients. J. thorac. cardiovasc. Surg. 55, 94 (1968).
Linhart, J. W., Taylor, W. J.: Bacterial endocarditis in a patient with idiopathic hypertrophic subaortic stenosis. Circulation 34, 595 (1966).
Livesay, W. R., Wagner, E. L., Ambrust, C. A.: Functional subaortic stenosis due to cardiomyopathy of unknown origin. Amer. Heart J. 60, 955 (1960).
Lockhart, A., Charpentier, A., Bourdarias, J. P., Ben Ismail, M., Ourbak, P., Scebat, L.: Right ventricular involvement in obstructive cardiomyopathies: Hemodynamic studies in 13 cases. Brit. Heart J. 28, 122 (1966).
Loogen, F., Bostroem, B., Kreuzer, H.: Zur Klinik und Hämodynamik der idiopathischen hypertrophischen subaortalen Stenose. Z. Kreisl.-Forsch. 52, 961 (1963).
Lurie, P. R.: Obstructive ventricular hypertrophy in congenital heart disease. International Symposium on Congenital Heart Disease. Philadelphia: F. A. Davies Co. 1962.
Manchester, G. H.: Muscular subaortic stenosis. New Engl. J. Med. 269, 300 (1963).
Marcus, F. I., Perloff, J. K., Deleon, A. C.: The use of amyl nitrite in the hemodynamic assessment of aortic valvular and muscular subaortic stenosis. Amer. Heart J. 68, 468 (1964).
— Westura, E. E., Summa, J.: The hemodynamic effect of the Valsalva maneuver in muscular subaortic stenosis. Amer. Heart J. 67, 324 (1964).

Martin, A. M., Hackel, D. B., Sieker, H. O.: Intraventricular pressure changes in dogs during hemorrhagic shock. Fed. Proc. **22**, 252 (1963).
— Jr., Hackel, D. B., Spoch, M., Capp, M. P., Mikat, E.: Cine-angiocardiography in hemorrhagic shock. Amer. Heart J. 283 (1965).
Mason, D. T., Braunwald, E., Ross, J., Morrow, A.: Diagnostic value of the first and second derivatives of the arterial pressure pulse in aortic valve and in hypertrophic subaortic stenosis. Circulation **30**, 90 (1964).
— — Ross, J., Jr.: Hemodynamic alterations induced by isoprenaline in patients with obstruction to right ventricular outflow. Brit. Heart J. **27**, 884 (1965).
— — — Effects of changes in body position on the severity of obstruction to left ventricular outflow in idiopathic hypertrophic subaortic stenosis. Circulation **33**, 374 (1966).
— Usefulness and limitations of the rate of rise of intraventricular pressure (dp/dt) in the evaluation of myocardial contractility in man. Amer. J. Cardiol. **23**, 516 (1969).
Maurice, P., Ben Ismail, M., Penther, P. H., Ferrane, J., Lenègre, J.: Les myocardiopathies obstructives. I.-Etude clinique et radiologique. Arch. Mal. Coeur **59**, 375 (1966).
McGuire, J., Shabetai, R.: Muscular hypertrophy of the left ventricle (the muscle bound Heart). Trans. Amer. clin. climat. Ass. 1964 (Abstract).
McIntosh, H. D., Sealy, W. C., Whalen, R. E., Cohen, A. I., Sumner, R. G.: Obstruction to outflow tract of left ventricle. Arch. intern. Med. **110**, 84 (1962).
Mc Laughlin, J. S., Morrow, A. C., Buckley, M. J.: The experimental production of hypertrophic subaortic stenosis. J. thorac. cardiovasc. Surg. **48**, 695 (1964).
Meerschwam, J. S.: Hypertrophic obstructive cardiomyopathy. Excerpta Medica Foundation, Amsterdam. Assen: Royal Vangorcum Ltd. 1969.
Menges, H. J., Jr.: Muscular subvalvular aortic stenosis. Amer. Heart J. **64**, 137 (1962).
— Brandenburg, R. O., Brown, A. I.: The clinical, hemodynamical, and pathologic diagnosis of muscular subvalvular aortic stenosis. Circulation **24**, 1126 (1961).
Moberg, A., Fix, P., Söderberg, H.: On the pathogenesis of idiopathic hypertrophic subaortic stenosis. XI. Congr. Europ. Cardiov. Surg. Stockholm 1962.
Molthan, M. E., Paul, M. H., Lev, M.: Common av-orifice with pulmonary valvular and hypertrophic subaortic stenosis. Amer. J. Cardiol. **10**, 291 (1962).
Morrow, A. G., Braunwald, E.: Functional aortic stenosis. Circulation **20**, 181 (1959).
— Brockenbrough, E. C.: Surgical treatment of idiopathic hypertrophic subaortic stenosis; technic and hemodynamic results of subaortic ventriculomyotomy. Ann. Surg. **154**, 181 (1961).
— Fogarty, T. J., Hanah, E., Braunwald, E.: Operative treatment in idiopathic hypertrophic subaortic stenosis: Technique and the results of preoperative and postoperative clinical and hemodynamic assessments. Circulation **37**, 589 (1968).
Moss, A. J., Quivers, W. W.: Use of isoproterenol in the evaluation of aortic and pulmonic stenosis. Amer. J. Cardiol. **2**, 734 (1963).
Murphy, M. L.: Idiopathic hypertrophic subaortic stenosis. J. Ark. med. Soc. **59**, 446 (1963).
Nasser, W. K., Williams, J. F., Mishkin, M. E., Childress, R. H., Merrit, A. D., Genovese, P. D.: Myocardial disease with and without obstruction to left ventricular outflow. Circulation **35**, 638 (1967).

Neufeld, H. N., Ongley, P. A., Edwards, J. E.: Combined congenital subaortic stenosis and infundibular pulmonary stenosis. Brit. Heart J. 22, 686 (1960).

Nordenstroem, B., Overfors, C. O.: Low subvalvular aortic and pulmonic stenosis with hypertrophy and abnormal arrangement of the muscle bundles of the myocardium. Acta radiol. (Stockh.) 57, 321 (1962).

Oakley, C. M., Shah, P. M., Steiner, R. E., Cleland, W. P., Bentall, H. H., Goodwin, J. F.: Postoperative hemodynamic studies in hypertrophic obstructive cardiomyopathy. Brit. Heart J. 26, 697 (1964).

Oberwittler, W., Portheine, H., Bender, F., Reploh, H. D.: Elektrokardiographische und vektorkardiographische Befunde bei hypertrophischer Subaortenstenose. Z. Kreisl.-Forsch. 54, 147 (1965).

Paré, J. A. P., Fraser, R. G., Prozynski, W. J., Shanks, J. A., Stubington, D.: Hereditary cardiocascular dysplasia. Amer. J. Med. 31, 37 (1961).

Parsi, R. A., Günther, K. H., Geissler, W.: Elektrokardiographische Veränderungen bei idiopathischer Herzhypertrophie mit und ohne funktionelle Ausflußbahnverengung. Dtsch. Gesundh.-W. 21, 1268 (1966).

Pearse, E. A. G.: The histochemistry and electron microscopy of obstructive cardiomyopathy. Cardiomyopathies: Ciba Symposium. London: J. and A. Churchill Ltd. 1964.

Peckham, G. B., Chrysohou, A., Aldridge, H. E., Wigle, E. D.: Combined percutaneous retrograde aortic and transseptal left heart catheterization. Brit. Heart J. 26, 460 (1964).

Penther, Ph., Maurice, P., Ben Ismail, M., Bourdarias, J. P., Lenègre, J.: Les myocardiopathies obstructives. II. Etude electrocardiographique. Arch. Mal. Cœur 59, 712 (1966).

Pierce, G. E., Morrow, A. G., Braunwald, E.: Idiopathic hypertrophic subaortic stenosis: intraoperative studies of the mechanism of obstruction and its hemodynamic consequences. Circulation 30, Suppl. IV, 152 (1964).

Piper, H.: Die Blutdruckschwankungen in den Hohlräumen des Herzens und in den großen Gefäßen. Arch. Anat. Physiol. 1912, S. 343.

Presscott, R., Quinn, J. S., Littman, D.: Electrocardiographic changes in hypertrophic subaortic stenosis which simulate myocardial infarction. Amer. Heart J. 66, 42 (1963).

Pruitt, R. D., Curdt, G. W., Jr., Leachman, R.: Simulation of electrocardiogram of apicolateral myocardial infarction by myocardial destructive lesions of obscure etiology (myocardiopathy). Circulation 25, 506 (1962).

Rackley, C. E., Whalen, R. E., Mc Intosh, H. D.: Ventricular volume studies in a patient with hypertrophic subaortic stenosis. Circulation 34, 579 (1966).

Roos, J. P.: Contraction pattern in muscular subaortic stenosis. Holland: The V Congress of Cardiology 1966, p. 152.

Ross, J. Jr., Braunwald, E., Gault, J. H., Mason, D. T., Morrow, A. G.: The mechanism of the intraventricular pressure gradient in idiopathic hypertrophic subaortic stenosis. Circulation 34, 558 (1966).

Ross, R. S., Criley, M.: Zit. nach Braunwald, E., Lambrew, C. T., Rockoff, S. D., Ross, J. Jr., Morrow, A. G.: Idiopathic hypertrophic subaortic stenosis. A description of the disease based upon an analysis of 64 patients. Circulation 30, Suppl. IV (1964).

Samet, P., Bernstein, W. H., Justi, R. A.: Idiopathic hypertrophic subaortic stenosis. J. Fla. med. Ass. 50, 195 (1964).

Sannmann, H. W.: Über die differentialdiagnostischen Möglichkeiten und Grenzen der Messung des Druckablaufes im linken Herzvorhof bei Mitralvitien. Inaugural-Dissertation. Göttingen 1966.

SARNOFF, S. J., BRAUNWALD, E., WELCH, G. H. Jr., CASE, R. B., STAINSBY, W. N., MACRUZ, R.: Hemodynamic determinants of oxygen consumption of the heart with special reference to the tension-time-index. Amer. J. Physiol. 192, 148 (1958).

SCHEU, H., BOLLINGER, A., WIRZ, P.: Medizinische Behandlung der idiopathischen hypertrophischen Subaortenstenose. Schweiz. med. Wschr. 48, 1652 (1965).

SCHMINCKE, A.: Über linksseitige muskulöse Conusstenosen. Dtsch. med. Wschr. 33, 2082 (1907).

SEGAL, J. P., HARVEY, W. P., GUREL, T.: Diagnosis and treatment of primary myocardial disease. Circulation 32, 837 (1965).

SERRATTO, M., BENVENUTO, R.: Clinical physiologic and anatomical observations in 3 cases of idiopathic hypertrophic subaortic stenosis. Panminerva med. 4, 229 (1962).

SHABETAI, R., McGUIRE, I.: Idiopathic cardiac hypertrophy simulating valvular disease. Amer. Heart J. 65, 124 (1963).

SHAH, P. M., AMARASINGHAM, R., OAKLEY, C. M.: Hemodynamic effects of changes in blood volume in hypertrophic obstructive cardiomyopathy. Brit. Heart J. 27, 83 (1965).

— GRAMIAK, R., KRAMER, D. H.: Ultrasound localization of left ventricular outflow obstruction in hypertrophic cardiomyopathy. Circulation 40, 3 (1969).

SHONE, J. D., SELLERS, R. D., ANDERSON, R. C., ADAMS, P. Jr., LILLEHEI, C. W., EDWARDS, J. E.: The developmental complex of "parachute mitral valve", supravalvular ring of left atrium, subaortic stenosis, and coarction of aorta. Amer. J. Cardiol. 11, 714 (1963).

SHUMACHER, H. B. Jr., KING, H.: New operative approach in the management of hypertrophic subaortic stenosis. J. thorac. Surg. 49, 497 (1965).

SIEGEL, J. H., SONNENBLICK, E. H.: Isometric tension-time relationships as an index of myocardial contractility. Circulat. Res. 12, 597 (1963).

— — JUDGE, R. D., WILSON, W. S.: The quantification of myocardial contractility in dog and man. Cardiologia 45, 189 (1964).

SIMON, A. L., ROSS, J. Jr., SAULT, J. H.: Angiographic anatomy of the left ventricle and mitral valve in idiopathic hypertrophic subaortic stenosis and valvular aortic stenosis. Circulation 36, 852 (1967).

SLOMAN, G.: Propranolol in the management of muscular subaortic stenosis. Brit. Heart J. 29, 783 (1967).

SNELLEN, H. A.: Diagnosis of various types of hypertrophic obstructive cardiomyopathy. Ciba Foundation Symposium. London: J. and A. Churchill Ltd. 1964.

SOMMERVILLE, J., McDONALD, L.: Congenital anomalies in the heart with hypertrophic cardiomyopathies. Brit. Heart J. 30, 713 (1968).

SOULIÉ, P., DEGEORGES, M., JOLY, F., CARAMANIAN, M., CARLOTTI, J.: Une cause d'erreur dans le diagnostic hemodynamique des retrecissement aortiques. Arch. Mal. Cœur 52, 1002 (1959).

— JOLY, F., CARLOTTI, J.: Les sténoses idiopathiques de la chambre de chasse du ventricle gauche. Acta cardiol (Brux.) 17, 335 (1962).

SOUSA, J. E. M. R., ZERBINI, E. J., JATENE, A. D., FOUTES, V. F., MAGALHAES, H. M., FILHO, C. M. C.: Transaortic infundibulectomy for hypertrophic subaortic stenosis. Amer. J. Cardiol. 15, 801 (1965).

SPODICK, D. H., LITTMANN, D.: Idiopathic myocardial hypertrophy. Amer. J. Cardiol. 1, 610 (1958).

STAMPBACH, O., WYLER, F., RENTSCH, M., SCHÜPBACH, P.: Diagnostische und hämodynamische Probleme bei der Aortenstenose. Cardiologia (Basel) 38, 112 (1961).

Stampbach, O., Senn, A.: Die idiopathische hypertrophische Subaortenstenose. Schweiz. med. Wschr. **92**, 125 (1962).

Steiner, R. E.: Radiology of hypertrophic obstructive cardiomyopathy. Cardiomyopathies: Ciba Foundation Symposium. London: J. and A. Churchill Ltd. 1964.

Steward, S., Mason, D. T., Braunwald, E.: Impaired rate of left ventricular filling in idiopathic hypertrophic subaortic stenosis and valvular aortic stenosis. Circulation **37**, 8 (1968).

Swan, H.: Subaortic muscular stenosis: A new surgical technique for repair. J. cardiovasc. Surg. (Torino) **6**, 149 (1965).

Tafur, E., Cohen, L. S., Levine, H. D.: The apexcardiogram in left ventricular outflow tract obstruction. Circulation **30**, 392 (1964).

Talner, M. S., Halloran, K. H., Sanyal, S. K., Gardner, T. H., Hiona, F. A.: Hypertrophic obstructive cardiomyopathy in childhood: A clinical spectrum. Circulation **29—30**, Suppl. III, 169 (1964).

Tamaki, M., Dotter, C. T., Griswold, H. E.: Angiographic evidence on the nature of subvalvular obstruction of the left ventricle. Circulation **28**, 815 (1963).

Taylor, R. R., Bernstein, L., Jose, H. D.: Obstructive phenomena in ventricular hypertrophy. Brit. Heart J. **26**, 193 (1964).

Teare, R. D.: Asymetrical hypertrophy of the heart in young adults. Brit. Heart J. **20**, 1 (1958).

— The pathological recognition of obstructive cardiomyopathy. Cardiomyopathies: Ciba Foundation Symposium. London: J. and A. Churchill Ltd. 1964.

Treger, A., Blount, S. C.: Familial cardiomyopathy. Amer. Heart J. **70**, 40 (1965).

Trimble, A. S., Bigelow, W. G., Wigle, E. D., Chrysohou, A.: Simple and effective approach to muscular subaortic stenosis. Circulation **29**, Suppl., 125 (1964).

Van Noorden, S., Pearse, A. G. E.: Histochemistry and electronmicroscopy of the heart in hypertrophic obstructive cardiomyopathy. Hypertrophic obstructive Cardiomyopathy: CIBA Foundation, London J. & A. Churchill Ltd. 1971, p. 192.

Vogel, H. K., Blount, S. G.: Clinical evaluation in localizing level of obstruction to outflow from left ventricle. Amer. J. Cardiol. **15**, 782 (1965).

Walther, R. J., Madorf, I. M., Zinner, K.: Cardiomegaly of unknown cause occurring in a family. New Engl. J. Med. **263**, 1104 (1960).

Warkentin, D. L., Korne, M. E.: Hypertrophic subaortic stenosis in the aged. Amer. Heart J. **73**, 106 (1967).

Weber, D. J., Gould, L., Schaffer, A. I.: A family with idiopathic myocardial hypertrophy. Amer. J. Cardiol. **17**, 419 (1966).

Weintraub, A. M., Perloff, J. K., Conrad, P. W., Hufnagel, Ch. A.: Poststenotic dilatation of the aorta in muscular subaortic stenosis. Amer. Heart J. **68**, 741 (1964).

Whalen, R. E., Cohen, A. I., Sumner, R. C., Mc Intosh, H. D.: Demonstration of the dynamic nature of idiopathic hypertrophic subaortic stenosis. Amer. J. Cardiol. **11**, 8 (1963).

Wiggers, C. J.: Studies on the consecutive phases of the cardiac cycle. Amer. J. Physiol. **56**, 415 (1921).

Wigle, E. D., Heimbecker, R. O., Gunton, R. W.: Idiopathic ventricular septal hypertrophy causing muscular subaortic stenosis. Circulation **26**, 325 (1962).

— The arterial pressure pulse in muscular subaortic stenosis. Brit. Heart J. **25**, 97 (1963).

Wigle, E. D., Chrysohou, A., Bigelow, W. G.: Results of ventriculomyotomy in muscular subaortic stenosis. Amer. J. Cardiol. 11, 572 (1963).
— Muscular subaortic stenosis: The clinical syndrome with additional evidence of ventricular septal hypertrophy. Ciba Foundation Symposium. London: J. and A. Churchill Ltd. 1964.
— David, P. R., Labrosse, C. J., McMeekan, J.: The interrelation of wall tension, outflow tract "distending pressure" and orifice radius. Amer. J. Cardiol. 15, 761 (1965).
— Auger, P., Marquis, Y.: Muscular subaortic stenosis. The direct relation between the intraventricular pressure difference and the left ventricular ejection time. Circulation 36, 36 (1967).
— Marquis, Y., Auger, P.: Muscular subaortic stenosis. Initial left ventricular inflow tract pressure in the assessment of intraventricular pressure differences in man. Circulation 35, 1100 (1967).
— — — Pharmacodynamics of mitral insufficiency in muscular subaortic stenosis. Canad. med. Ass. J. 97, 299 (1967).
— Adelman, A. G., Marquis, Y., Auger, P.: Mitral regurgitation in muscular subaortic stenosis. Clin. Res. 16, 253 (1968).
— Trimble, A. S., Adelman, A. G., Bigelow, W. G.: Surgery in muscular subaortic stenosis. Progr. cardiovasc. Dis. 11, 83 (1968).
Williams, J. F. Jr., Glick, G., Braunwald, E.: The effect of nitroglycerin on ventricular dimensions in intact unaesthetized man. Clin. Res. 12, 195 (1964). (Abstract.)
Wilson, W. St., Griley, J. M., Ross, R. S.: Dynamics of left ventricular emptying in hypertrophic subaortic stenosis. Amer. Heart J. 73, 4 (1967).
— — — Dynamics of left ventricular emptying in hypertrophic subaortic stenosis. A cineangiographic and hemodynamic study. Amer. Heart J. 73, 106 (1967).
Wolfe, A. D.: The A-wave of the apexcardiogram in idiopathic hypertrophic subaortic stenosis. Brit. Heart J. 28, 179 (1966).
Wood, R. S., Taylor, W. J., Wheat, M. W., Schiebler, G. L.: Muscular subaortic stenosis in childhood. Pediatrics 30, 749 (1962).

Experimentelle Medizin, Pathologie und Klinik

Die früheren Bände erschienen unter dem Reihentitel:

Pathologie und Klinik in Einzeldarstellungen